本书获 2020 年广东省科技专项资金（梅市科〔2019〕73 号）、2018 年中医药公共卫生服务补助专项"全国中药资源普查项目"（财社〔2018〕43 号）、2019 年医疗服务与保障能力提升补助资金（中医药事业传承与发展部分）"全国中药资源普查项目"（财社〔2019〕39 号）、广东省乡村振兴战略专项资金（农村科技特派员）柚类南药套种—高效种植技术推广资助出版

编委会

王　楠　杨和生　廖富林　钟瑜萍
程金生　牟利辉　杨期和　蓝木香

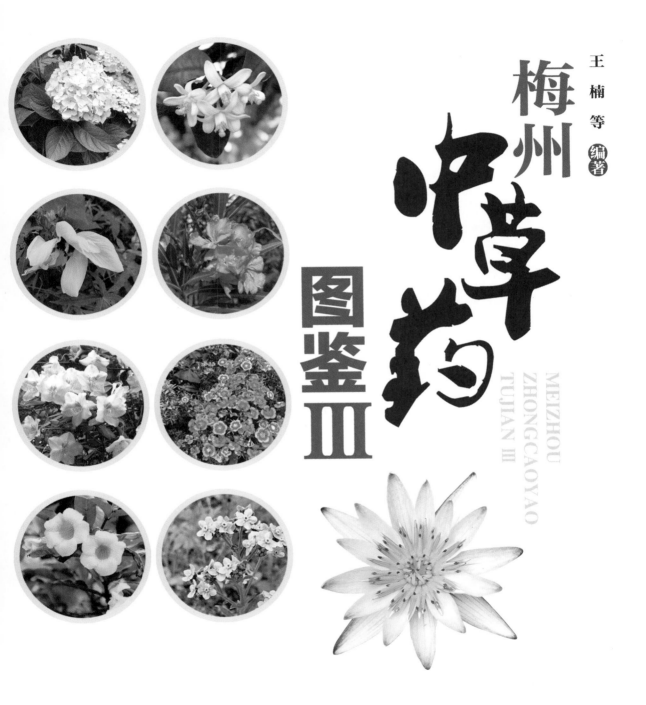

王楠 等 编著

梅州中草药

图鉴 III

MEIZHOU
ZHONGCAOYAO
TUJIAN III

暨南大学出版社
JINAN UNIVERSITY PRESS

中国·广州

图书在版编目（CIP）数据

梅州中草药图鉴. Ⅲ / 王楠等编著. —广州：暨南大学出版社，2021.8
ISBN 978 – 7 – 5668 – 3228 – 3

Ⅰ.①梅…　Ⅱ.①王…　Ⅲ.①中草药—梅州—图谱　Ⅳ.①R282–64

中国版本图书馆 CIP 数据核字（2021）第 176850 号

梅州中草药图鉴 Ⅲ
MEIZHOU ZHONGCAOYAO TUJIAN Ⅲ

编著者：王　楠　等

··

出 版 人：张晋升
项目统筹：张仲玲
责任编辑：王辰月
责任校对：张学颖　林玉翠
责任印制：周一丹　郑玉婷

出版发行：暨南大学出版社（510630）
电　　话：总编室（8620）85221601
　　　　　营销部（8620）85225284　85228291　85228292　85226712
传　　真：（8620）85221583（办公室）　85223774（营销部）
网　　址：http://www.jnupress.com
排　　版：广州良弓广告有限公司
印　　刷：深圳市新联美术印刷有限公司
开　　本：787mm×1092mm　1/16
印　　张：7.25
字　　数：153 千
版　　次：2021 年 8 月第 1 版
印　　次：2021 年 8 月第 1 次
定　　价：42.80 元

编写说明

一、本书在出版《梅州中草药图鉴Ⅱ》的基础上，继续收集了梅州境内 200 种常见野生或栽培植物药。书中关于各类植物药的科名排序，蕨类植物按秦仁昌 1978 年系统，裸子植物按郑万钧 1975 年系统，被子植物按哈钦松 1934 年系统排列，科内属与种名按拉丁字母顺序排列。每种植物药的中文名及学名参照《中国植物志》。每味药物的内容包括中文名、别名、科属、学名、识别特征、药用、性味、功能、主治 9 项。

1. 中文名、科属、学名：以《中国植物志》规范命名为准。

2. 别名：主要采用地方别名。

3. 识别特征：介绍植物的识别要点。

4. 性味：性分寒、热、温、凉、微寒、微温、平 7 类，味分辛、甘、酸、苦、咸、淡、涩 7 类。

5. 功能、主治：介绍药物的主要功能及相应的主治病症。

二、本书的每种中草药均配以原植物彩色图片。原植物图片均为作者在梅州境内实地拍摄，图片力求真实反映植物的形态特征和生长环境，尽量拍摄植物的花果等识别特征，以全面呈现药用植物的鉴别特征。

三、该书可供从事中药学、植物学、生态学等研究人员使用，也可供从事林业管理、海关检验检疫、自然保护区管理和环境规划评估等部门工作人员参考，是研究粤东乃至华南地区中草药资源不可缺少的工具书。

四、本书编撰过程中，嘉应学院生命科学学院梁燕、廖金盛、黎铝冰、黎芷琪、黄圆等同学参与了药用植物的资源收集、拍照等工作，在此致以谢意！

王 楠

2021 年 3 月

前　言

　　梅州位于广东省东北部，地处北纬23°23′~24°56′、东经115°18′~116°56′；东北邻福建的武平、上杭、永定、平和四县；西北接江西寻乌、会昌县；西面连河源的龙川、紫金县；西南、南面与汕尾的陆河县，揭阳的揭东区、揭西县相接；东南面和潮州的潮安区、饶平县相连。其行政区划辖梅江区、梅县区、兴宁市、五华县、平远县、蕉岭县、大埔县、丰顺县。该区总面积15 835.7km²，地处五岭山脉以南，地势北高南低，境内85%左右的面积为海拔500m以下的丘陵山地，海拔千米以上的山峰有9座，其中铜鼓嶂为最高峰，海拔1 559.5m。梅州属亚热带季风气候区，是南亚热带和中亚热带气候区的过渡地带，年降雨量1 692.5mm，年均温21.3℃，7月均温28.5℃，1月均温11.2℃。梅州独特的地理环境和优越的气候条件，孕育了丰富的药用植物资源。

　　客家先辈从中原举族南迁，有不少定居在梅州山区，先辈们为克服缺医少药的困境，利用山区丰富的药用植物资源，就地取材，用以保健与防治疾病，有些偏方、秘方至今还相传使用，但他们在使用草药名字时多以地方别名命名，用名混乱，常常出现同名异物和一物多名的现象，难以查考原植物。迄今为止，梅州还没有一部图文并茂、实用性强，可供大家认知的彩色中草药图谱出版。因此，为了传承和发展客家先辈积淀的认药、用药等方面的中医药文化，帮助大家更加直观地识别与利用中草药，作者在梅州境内开展野外调查、采集标本、拍摄照片、走访民间、查阅考证相关中草药文献，并在此基础上完成了本书的编撰。

王　楠

2021 年 3 月

目 录
CONTENTS

薄叶卷柏

别名	山柏枝、山扁柏、地柏、岩卷柏、地柏桠、石上柏、四叶柏、独立金鸡。
科属	卷柏科，卷柏属。
学名	*Selaginella delicatula*（Desv. ex Poir.）Alston
识别特征	茎卵圆柱状或近四棱柱形或具沟槽，主茎顶端黑褐色或不呈黑褐色，或连同上部侧枝的基部也变成黑褐色，侧枝 5~8 对，1 回羽状分枝，或基部 2 回。叶（不分枝主茎上的除外）交互排列，二形，草质，表面光滑，边缘全缘，具狭窄的白边。不分枝主茎上的叶排列稀疏，不比分枝上的大，一形，绿色，卵形，边缘全缘。大孢子白色或褐色；小孢子橘红色或淡黄色。

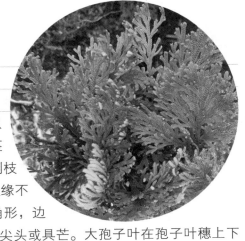

药用	全草。
性味	性寒，味苦、辛。
功能	清热解毒，活血，祛风。
主治	肺热咳嗽或咯血，肺痈，急性扁桃体炎，乳腺炎，眼结膜炎，漆疮，烫火伤，月经不调，跌打损伤，小儿惊风，麻疹，荨麻疹。

卷　柏

别名	九死还魂草、还魂草、见水还。
科属	卷柏科，卷柏属。
学名	*Selaginella tamariscina*（Beauv.）Spring
识别特征	土生或石生，复苏植物，呈垫状。根托只生于茎的基部，根多分叉，密被毛。主茎自中部开始羽状分枝或不等二叉分枝；侧枝 2~3 回羽状分枝。叶交互排列，二形，边缘不为全缘，具白边。孢子叶一形，卵状三角形，边缘有细齿，具白边（膜质透明），先端有尖头或具芒。大孢子叶在孢子叶穗上下两面不规则排列。
药用	全草。
性味	性微温，味辛。
功能	活血通经。卷柏炭有化瘀止血的功效。
主治	经闭痛经，症瘕痞块，跌扑损伤，吐血，崩漏，便血，脱肛。

紫萁

别名	矛状紫萁。
科属	紫萁科，紫萁属。
学名	*Osmunda japonica* Thunb.
识别特征	根状茎短粗，或呈短树干状而稍弯。叶纸质，簇生，幼时被密茸毛，成长后光滑无毛。叶片为三角广卵形，顶部一回羽状，其下为二回羽状，羽片 3~5 对，对生，奇数羽状，小羽片 5~9 对，对生或近对生，边缘有均匀的细锯齿。叶脉自中肋斜向上，二回分歧，小脉平行，达于锯齿。孢子叶沿中肋两侧背面密生孢子囊。
药用	嫩苗或幼叶柄上的绵毛，根茎及叶柄残基。
性味	性微寒，味苦。
功能	清热解毒，止血。
主治	痢疾，崩漏，带下，创伤出血。

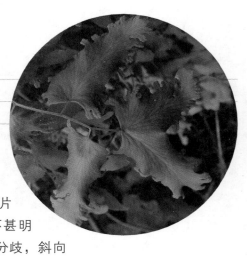

小叶海金沙

别名	转转藤、左转藤、斑鸠窝。
科属	海金沙科，海金沙属。
学名	*Lygodium scandens*（L.）Sw.
识别特征	叶轴纤细如铜丝，二回羽状；叶薄草质，羽片对生，顶端密生红棕色毛。不育羽片生于叶轴下部，长 7~8 厘米，宽 4~7 厘米，或顶生小羽片有时两叉，小羽片 4 对，互生，边缘有矮钝齿，或锯齿不甚明显。叶脉清晰，三出，小脉 2~3 回二叉分歧，斜向上，直达锯齿。孢子囊穗排列于叶缘，5~8 对，线形。
药用	全株，孢子。
性味	性寒，味甘。
功能	清热解毒，利水通淋。
主治	尿道感染，尿道结石，白浊，白带，肝炎，肾炎水肿，咽喉肿痛，疟腮，肠炎，痢疾，皮肤湿疹，带状疱疹。

傅氏凤尾蕨

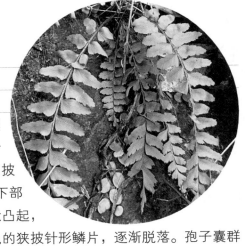

别名	金钗凤尾蕨、贵州凤尾蕨。
科属	凤尾蕨科，凤尾蕨属。
学名	*Pteris fauriei* Hieron.
识别特征	根状茎短，粗约 1 厘米。叶柄暗褐色并被鳞片，上面有狭纵沟，叶片卵形至卵状三角形，二回深羽裂（或基部三回深羽裂），侧生羽片 3~6（9）对，下部的对生，全缘。羽轴下面隆起，禾秆色，光滑，上面有狭纵沟，两旁有针状扁刺，裂片的主脉上面有少数小刺。侧脉两面均明显。孢子囊群线形，沿裂片边缘延伸，囊群盖线形，全缘，宿存。
药用	全株。
性味	性凉，味微苦。
功能	清热利湿，解毒止痢，凉血止血。
主治	痢疾，胃肠炎，肝炎，泌尿系统感染，感冒发烧，咽喉肿痛，白带，崩漏，农药中毒，外伤出血，烧烫伤。

胎生铁角蕨

别名	斜叶铁角蕨。
科属	铁角蕨科，铁角蕨属。
学名	*Asplenium indicum* Sledge
识别特征	根状茎短而直立，密被披针形鳞片。叶簇生，叶柄上面有纵沟，疏被红棕色狭披针形小鳞片，老则近光秃。叶片近革质，阔披针形，一回羽状，羽片 8~20 对，互生或下部对生，菱形或菱状披针形，有显著的耳状凸起，幼时在羽片下面及羽片柄上均略被褐棕色的狭披针形鳞片，逐渐脱落。孢子囊群线形，成熟时为褐棕色。囊群盖线形，灰棕色，膜质，全缘。
药用	全株。
性味	性凉，味淡。
功能	舒筋通络，活血止痛。
主治	腰痛。

渐尖毛蕨

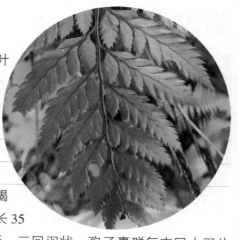

别名 金星草、小叶凤凰尾巴草、小水花蕨、牛肋巴、黑舒筋、舒筋草。

科属 金星蕨科，毛蕨属。

学名 *Cyclosorus acuminatus*（Houtt.）Nakai

识别特征 根状茎长而横走，深棕色，老则变褐棕色，先端密被棕色披针形鳞片。叶坚纸质，二列远生，叶柄褐色，无鳞片，长圆状披针形，二回羽裂。羽片13~18对，互生，或基部对生，披针形，渐尖头。叶脉下面隆起，每裂片7~9对，基部一对出自主脉基部，其先端交接成钝三角形网眼。孢子囊群圆形，每裂片5~8对。囊群盖大，深棕色或棕色，密生短柔毛。

药用 根茎。

性味 性平，味苦。

功能 清热解毒，祛风除湿，健脾。

主治 泄泻，痢疾，热淋，咽喉肿痛，风湿痹痛，小儿疳积，狂犬咬伤，烧烫伤。

美观复叶耳蕨

别名 新刺齿复叶耳蕨、疏羽复叶耳蕨、近刺复叶耳蕨、峨眉复叶耳蕨、四川复叶耳蕨、佛特山复叶耳蕨、雁荡山复叶耳蕨、多裂复叶耳蕨。

科属 鳞毛蕨科，复叶耳蕨属。

学名 *Arachniodes speciosa*（Don）Ching.

识别特征 叶柄长35~57厘米，棕禾秆色，基部密被褐棕色、披针形鳞片。叶片阔卵状五角形，长35厘米，宽28厘米，顶部略狭缩呈长三角形，三回羽状。孢子囊群每末回小羽片3~5对。囊群盖棕色，膜质，脱落。

药用 根茎。

性味 性凉，味涩，微苦。

功能 清热解毒，凉血化瘀。

主治 痢疾，跌打损伤。

变异鳞毛蕨

别名	小叶金鸡尾巴草、小狗脊子。
科属	鳞毛蕨科，鳞毛蕨属。
学名	*Dryopteris varia* (L.) O. Ktze.
识别特征	叶簇生，向上密被棕色小鳞片或鳞片，脱落后近光滑。叶片五角状卵形，三回羽状或二回羽状基部小羽片羽状深裂，基部小羽片向后伸长呈燕尾状，羽片 10~12 对，小羽片 6~10 对，披针形。叶近革质，叶轴和羽轴疏被黑色毛状小鳞片，小羽轴和裂片中脉背面疏被棕色泡状鳞片。孢子囊群较大，靠近小羽片或裂片边缘着生。囊群盖圆肾形，棕色，全缘。
药用	根茎。
性味	性凉，味微涩。
功能	清热止痛。
主治	内热腹痛；肺结核。

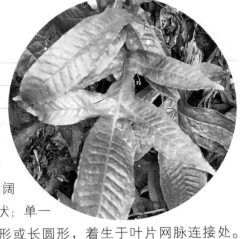

羽裂星蕨

别名	观音莲、海草。
科属	水龙骨科，星蕨属。
学名	*Microsorum insigne* (Blume) Copel.
识别特征	根状茎粗短，横走，肉质，密生须根，疏被淡棕色鳞片。叶纸质，疏生或近生；一回羽状或分叉，有时为单叶，卵形或长卵形，羽状深裂，叶轴两侧有宽约 1 厘米的阔翅；裂片 1~12 对，对生，全缘或略呈波状；单一的叶片长椭圆形，全缘；孢子囊群近圆形或长圆形，着生于叶片网脉连接处。孢子豆形，周壁浅瘤状，具球形颗粒状纹饰。
药用	全株。
性味	性平，味苦、涩。
功能	活血，祛湿，解毒。
主治	关节痛，跌打损伤，疝气，无名肿毒。

有柄石韦

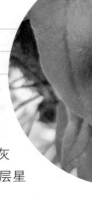

别名	石韦、小石韦、长柄石韦、石茶。
科属	水龙骨科，石韦属。
学名	*Pyrrosia petiolosa*（Christ）Ching
识别特征	根状茎细长横走，幼时密被披针形棕色鳞片。鳞片长尾状渐尖头，边缘具睫状毛。叶远生，一型；具长柄，通常等于叶片长度的 1/2~2 倍长，基部被鳞片，全缘，上面灰淡棕色，有洼点，疏被星状毛，下面被厚层星状毛，初为淡棕色，后为砖红色。
药用	全草。
性味	性寒，味苦、甘。
功能	消炎利尿，清湿热。
主治	急慢性肾炎，肾盂肾炎，膀胱炎，尿道炎，泌尿系统结石，支气管哮喘，肺热咳嗽。

篦齿苏铁

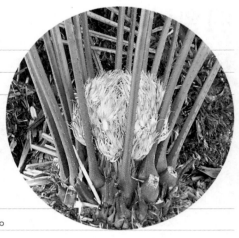

别名	龙尾苏铁、刺叶苏铁、华南苏铁。
科属	苏铁科，苏铁属。
学名	*Cycas pectinata*
识别特征	羽状叶，叶轴横切面圆形或三角状圆形，两侧有疏刺，刺略向下弯，羽状裂片 80~120 对，条形或披针状条形，厚革质，直或微弯，边缘稍反曲。种子卵圆形或椭圆状倒卵圆形。
药用	四季可采根和叶，夏季采花，冬季采种子。
性味	性平，味甘、淡，有小毒。
功能	叶：收敛止血，解毒止痛。花：理气止痛，益肾固精。种子：平肝，降血压。根：祛风活络，补肾。
主治	叶：出血，胃炎，胃溃疡，高血压，神经痛，闭经，癌症。花：胃痛，遗精，白带，痛经。种子：高血压。根：肺结核咯血，肾虚，牙痛，腰痛，白带，风湿关节麻木疼痛，跌打损伤。

福建柏

别名	滇福建柏、广柏、滇柏、建柏。
科属	柏科，福建柏属。
学名	*Fokienia hodginsii*（Dunn）Henry et Thomas
识别特征	树皮紫褐色，平滑。鳞叶2对交叉对生，呈节状，生于幼树或萌芽枝上的中央之叶，呈楔状倒披针形，上面之叶蓝绿色，下面之叶中脉隆起，两侧具凹陷的白色气孔带，侧面之叶对折，近长椭圆形。背有棱脊，背侧面具一凹陷的白色气孔带。雄球花近球形。球果近球形。种子顶端尖，具3~4棱，上部有两个大小不等的翅，大翅近卵形，小翅窄小。
药用	树心材。
性味	性寒，味苦、辛。
功能	行气止痛，降逆止呕。
主治	脘腹疼痛，噎膈，反胃，呃逆，恶心呕吐。

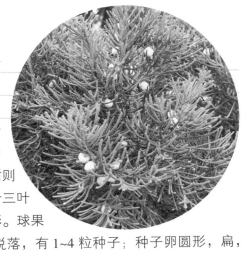

圆　柏

别名	珍珠柏、红心柏、刺柏、桧、桧柏。
科属	柏科，刺柏属。
学名	*Juniperus chinensis* Linnaeus
识别特征	树皮深灰色，纵裂，成条片开裂；生鳞叶的小枝近圆柱形或近四棱形。叶二型，即刺叶及鳞叶；刺叶生于幼树之上，老龄树则全为鳞叶，壮龄树兼有刺叶与鳞叶；刺叶三叶交互轮生，披针形。雄球花黄色，椭圆形。球果近圆球形，熟时暗褐色，被白粉或白粉脱落，有1~4粒种子；种子卵圆形，扁，有棱脊及少数树脂槽。
药用	枝、叶、树皮。
性味	性温，味苦、辛。
功能	祛风散寒，活血消肿，解毒利尿。
主治	风寒感冒，肺结核，尿道感染，荨麻疹，风湿关节炎。

白 兰

别名	黄桷兰、白玉兰、白兰花、缅栀、把儿兰、缅桂、白缅花、白缅桂。
科属	木兰科,含笑属。
学名	*Michelia alba* DC.
识别特征	树皮灰色,叶薄革质,长椭圆形或披针状椭圆形,上面无毛,下面疏生微柔毛,叶柄疏被微柔毛,托叶痕几达叶柄中部。花白色,极香。雄蕊的药隔伸出长尖头,雌蕊群被微柔毛,雌蕊群柄长约 4 毫米。蓇葖熟时鲜红色。
药用	花。
性味	性温,味苦、辛。
功能	止咳,化浊。
主治	胸闷腹胀,中暑,咳嗽,慢性支气管炎,前列腺炎,白带。

黄 兰

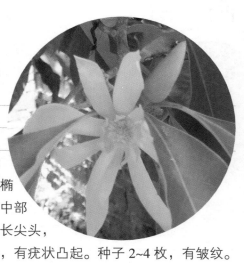

别名	黄桷兰、黄玉兰、黄缅桂、飞黄木兰、飞黄玉兰、瞻波伽、占波、黄葛兰。
科属	木兰科,含笑属。
学名	*Michelia champaca* Linn.
识别特征	芽、嫩枝、嫩叶和叶柄均被淡黄色的平伏柔毛。叶薄革质,披针状卵形或披针状长椭圆形,下面稍被微柔毛,托叶痕长达叶柄中部以上。花黄色,极香。雄蕊的药隔伸,呈长尖头,雌蕊群具毛。聚合果,蓇葖倒卵状长圆形,有疣状凸起。种子 2~4 枚,有皱纹。
药用	根、果实。
性味	性凉,味苦。
功能	根:祛风湿,利咽喉。果:健胃止痛。
主治	风湿骨痛,骨刺梗喉,消化不良,胃痛。

山腊梅

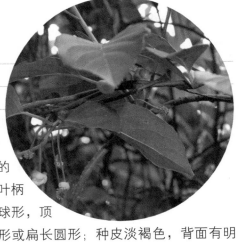

别名	鸡卵果、雪里花、野腊梅、香风茶、亮叶腊梅、毛山茶、秋腊梅、岩马桑、臭腊梅。
科属	蜡梅科，蜡梅属。
学名	*Chimonanthus nitens* Oliv.
识别特征	幼枝四方形，老枝近圆柱形，被微毛，后渐无毛。叶纸质至近革质，椭圆形至卵状披针形，少数为长圆状披针形，基部有不明显的腺毛，叶背无毛，或有时在叶缘、叶脉和叶柄上被短柔毛。花黄色或黄白色。果托坛状，口部收缩，成熟时灰褐色，被短茸毛，内藏聚合瘦果。
药用	叶、花、根。
性味	性温，味辛、微苦。
功能	祛风解表，芳香化湿。
主治	流感，中暑，慢性支气管炎，湿困胸闷，蚊蚁叮咬。

翼梗五味子

别名	北五味子。
科属	五味子科，五味子属。
学名	*Schisandra henryi* C. B. Clarke
识别特征	小枝紫褐色，具翅棱，被白粉；内芽鳞紫红色，宿存于新枝基部。叶宽卵形、长圆状卵形，或近圆形，上部边缘具胼胝齿尖的浅锯齿或全缘，上面绿色，下面淡绿色，叶柄红色，具叶基下延的薄翅。小浆果红色，球形，顶端的花柱附属物白色；种子褐黄色，扁球形或扁长圆形；种皮淡褐色，背面有明显的乳头状凸起或皱凸起。
药用	茎藤、果实。
性味	性温，味酸。
功能	敛肺，滋肾，生津，收汗，涩精。
主治	肺虚喘咳，口干作渴，自汗，盗汗，劳伤羸瘦，梦遗滑精，久泻久痢。

紫玉盘

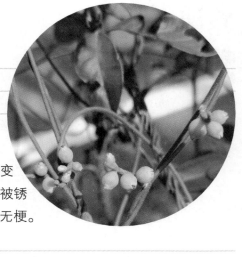

别名 小十八风藤、石龙叶、酒饼木、山梗子、牛刀树、牛荃子、缸瓮树、草乌、行蕉果、广肚叶、山芭豆、牛老头、蕉藤、油椎、那大紫玉盘。

科属 番荔枝科，紫玉盘属。

学名 *Uvaria microcarpa* Roxb.

识别特征 幼枝、叶背、叶脉、叶柄、花梗、小苞片两面、萼片两面及心皮均被黄褐色星状短柔毛。叶纸质，椭圆形或倒卵状椭圆形；侧脉每边 10~13 条。花单朵，与叶对生，暗红色；花瓣长椭圆形，内外轮略等长，长 1.2 厘米，外轮的宽 8 毫米，内轮的宽 6 毫米。

药用 根、叶。

性味 性微温，味苦、甘。

功能 健胃行气，祛风止痛。

主治 消化不良，腹胀腹泻，跌打损伤，腰腿疼痛。

无根藤

别名 罗网藤、无爷藤、无头草。

科属 樟科，无根藤属。

学名 *Cassytha filiformis* L.

识别特征 寄生缠绕草本，借盘状吸根攀附于寄主植物上。茎线形，绿色或绿褐色，稍木质，幼嫩部分被锈色短柔毛，老时毛被稀疏或变无毛。叶退化为微小的鳞片。穗状花序密被锈色短柔毛。花小，白色，长不及 2 毫米，无梗。能育雄蕊 9 枚。果小，卵球形。

药用 全株。

性味 性凉，味甘、微苦。

功能 清热利湿，凉血止血。

主治 感冒发热，疟疾，急性黄疸型肝炎，咯血，衄血，尿血，泌尿系统结石，肾炎水肿，皮肤湿疹，多发性疖肿。

黑壳楠

别名	枇杷楠、大楠木、鸡屎楠、猪屎楠、花兰、八角香、楠木、毛黑壳楠。

科属	樟科，山胡椒属。

学名 *Lindera megaphylla* Hemsl.

识别特征 树皮灰黑色。枝条散布有木栓质凸起的近圆形纵裂皮孔。顶芽大，卵形，芽鳞外面被白色微柔毛。叶互生，倒披针形至倒卵状长圆形，革质，上面深绿色，有光泽，下面淡绿苍白色，两面无毛，羽状脉。伞形花序多花，雄的多达 16 朵，雌的 12 朵，通常着生于叶腋长 3.5 毫米具顶芽的短枝上，两侧各 1 朵，具总梗。果椭圆形至卵形，成熟时紫黑色。

药用 根、枝、树皮。

性味 性温，味辛、微苦。

功能 祛风除湿，温中行气，消肿止痛。

主治 风湿痹痛，肢体麻木疼痛，脘腹冷痛，疝气疼痛，咽喉肿痛，癣疮瘙痒。

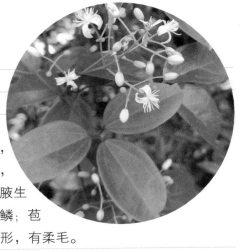

毛柱铁线莲

别名 老虎须藤、吹风藤。

科属 毛茛科，铁线莲属。

学名 *Clematis meyeniana* Walp.

识别特征 老枝圆柱形，有纵条纹，小枝有棱。三出复叶；小叶片近革质，卵形或卵状长圆形，有时为宽卵形，顶端锐尖、渐尖或钝急尖，全缘，两面无毛。圆锥状聚伞花序多花，腋生或顶生，常比叶长或近等长；偶有宿存芽鳞；苞片小，钻形。瘦果镰刀状狭卵形或狭倒卵形，有柔毛。

药用 地上干燥部分。

性味 性温，味辛、咸，有毒。

功能 祛风除湿，活血通络。

主治 风寒感冒，胃痛，风湿麻木，闭经，跌打瘀肿。

禺毛茛

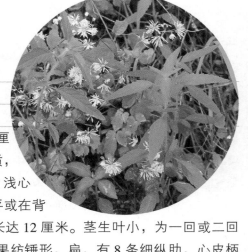

别名	自扣草、水辣菜。
科属	毛茛科，毛茛属。
学名	*Ranunculus cantoniensis* DC.
识别特征	多年生草本。茎与叶柄均密生开展的黄白色糙毛。三出复叶，基生叶和下部叶有长达15厘米的叶柄；小叶卵形至宽卵形，边缘密生锯齿或齿牙，顶端稍尖，两面贴生糙毛；小叶柄长1~2厘米，生开展糙毛。上部叶渐小，三全裂，有短柄至无柄。花序有较多花，疏生。聚合果近球形；瘦果扁平，边缘有宽约0.3毫米的棱翼，喙基部宽扁，顶端弯钩状。
药用	全草。
性味	味微苦、辛，性温，有毒。
功能	全草含原白头翁素，解毒消炎。
主治	黄疸，目疾。

阴地唐松草

别名	草黄连、马尾连、黑汉子腿、紫花顿、土黄连。
科属	毛茛科，唐松草属。
学名	*Thalictrum umbricola* Ulbr.
识别特征	植株全部无毛。茎分枝。基生叶长达30厘米，为二回或三回三出复叶；小叶薄草质，近圆形，圆菱形或宽倒卵形，基部圆形、浅心形或钝，三浅裂，裂片有1~2圆齿，脉平或在背面稍隆起，脉网不明显或稍明显；叶柄长达12厘米。茎生叶小，为一回或二回三出复叶。花序有少数花，伞房状。瘦果纺锤形，扁，有8条细纵肋，心皮柄长1~2毫米。
药用	全株。
性味	性寒，味苦。
功能	清热泻火，解毒。
主治	头痛目赤，泄泻痢疾，疮疡。

延药睡莲

别名	蓝睡莲、蓝莲花、狐火。
科属	睡莲科，睡莲属。
学名	*Nymphaea stellata* Willd.
识别特征	多年水生草本。叶纸质，圆形或椭圆状圆形，长 7~13 厘米，直径 7~10 厘米，基部具弯缺，边缘有波状钝齿或近全缘，下面带紫色，两面皆具小点；叶柄长达 50 厘米。花直径 3~15 厘米，微香；萼片长 7~8 厘米，有紫色条纹；花瓣白色带青紫、鲜蓝色或紫红色，10~30 枚，条状矩圆形或披针形，长 4.5~5 厘米。浆果球形。
药用	根、茎、花。
性味	性平，味甘。
功能	消暑，清肺，安心神，解酒毒。
主治	中暑，醉酒烦渴，小儿惊风。

小花青藤

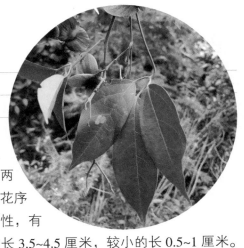

别名	翅果藤、黑九牛。
科属	莲叶桐科，青藤属。
学名	*Illigera parviflora* Dunn
识别特征	藤本。茎具沟棱；幼枝被微柔毛。指状复叶互生，具三小叶。小叶纸质，椭圆状披针形至椭圆形，两面无毛；侧脉 5~6 对，两面明显，网脉仅在下面明显。聚伞状圆锥花序腋生，密被灰褐色微柔毛。花绿白色，两性，有小苞片。果具四翅，径 7~9 厘米，较大的长 3.5~4.5 厘米，较小的长 0.5~1 厘米。
药用	根、茎。
性味	性温，味辛。
功能	祛风除湿，消肿止痛。
主治	风湿关节疼痛，肢体麻木，小儿麻痹后遗症，跌打损伤。

尾叶那藤

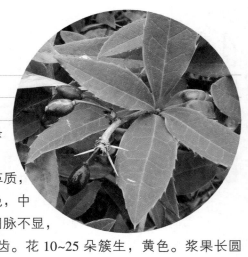

别名	七叶木通、山木通、短序野木瓜、小黄蜡果。
科属	木通科，野木瓜属。
学名	*Stauntonia obovatifoliola subsp. urophylla* （Hand. –Mazz.） H. N. Qin
识别特征	木质藤本。茎、枝和叶柄具细线纹。掌状复叶有小叶 5~7 片；小叶革质，倒卵形或阔匙形，基部 1~2 片小叶较小，先端猝然收缩为一狭而弯的长尾尖，尾尖长可达小叶长的 1/4；侧脉每边 6~9 条，与网脉同于两面略凸起或有时在上面凹入。总状花序数个簇生于叶腋，每个花序有 3~5 朵淡黄绿色的花。果长圆形或椭圆形；种子三角形，压扁。
药用	果实。
性味	性凉，味苦。
功能	祛风散瘀，止痛，利尿消肿。
主治	风湿痹痛，跌打伤痛，各种神经性疼痛，小便不利，水肿。

豪猪刺

别名	拟变缘小檗、三棵针。
科属	小檗科，小檗属。
学名	*Berberis julianae* Schneid.
识别特征	老枝黄褐色或灰褐色，幼枝淡黄色，具条棱和稀疏黑色疣点；茎刺粗壮，三分叉，腹面具槽，与枝同色，长 1~4 厘米。叶革质，椭圆形，披针形或倒披针形，上面深绿色，中脉凹陷，侧脉微显，背面淡绿色，两面网脉不显，不被白粉，叶缘平展，每边具 10~20 刺齿。花 10~25 朵簇生，黄色。浆果长圆形，蓝黑色，顶端具明显宿存花柱，被白粉。
药用	根、叶、茎。
性味	性寒，味苦，有毒。
功能	清热燥湿，泻火解毒。
主治	细菌性痢疾，黄疸，急性明炎，外伤感染。

北江十大功劳

别名	广东十大功劳。
科属	小檗科，十大功劳属。
学名	*Mahonia fordii* Schneid.
识别特征	灌木。叶长圆形至狭长圆形，长 20~35 厘米，宽 7~11 厘米，具 5~9 对排列稀疏的小叶，上面暗绿色，背面淡绿色，节间长 2~7 厘米；最下一对小叶狭卵形，长 3.5~5.5 厘米，宽 1.5~2.4 厘米，向上小叶狭卵形至椭圆状卵形，边缘每边具 2~9 刺锯齿，顶生小叶稍大，具 1.5~2 厘米小叶柄。总状花序 5~7 个簇生，长 6~15 厘米；花瓣椭圆形，基部腺体显著。
药用	全株。
性味	性寒，味苦。
功能	清热解毒，滋阴强壮。
主治	细菌性痢疾，急性肠胃炎，痈疖肿毒。

夜花藤

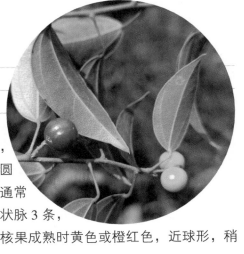

别名	吼喃浪（傣名）。
科属	防己科，夜花藤属。
学名	*Hypserpa nitida* Miers
识别特征	木质藤本，小枝常延长，被稀疏至很密的柔毛，嫩枝上的毛为褐黄色，老枝近无毛，有条纹。叶片纸质至革质，卵形、卵状椭圆形至长椭圆形，较少椭圆形或阔椭圆形，通常两面无毛，很少脉上被毛，上面光亮；掌状脉 3 条，很明显至不明显；叶柄被柔毛或近无毛。核果成熟时黄色或橙红色，近球形，稍扁，核果阔倒卵圆形，长 5~6 毫米。
药用	全株。
性味	性凉，味微苦。
功能	凉血止血。
主治	咳血，吐血，便血，外伤出血。

金线吊乌龟

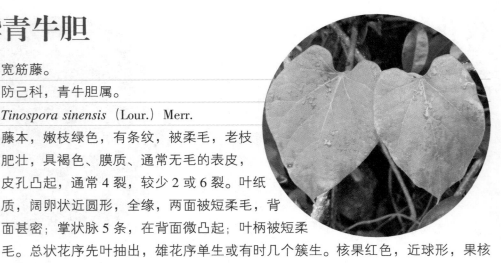

别名 玉关葛藤、白药、铁秤砣、独脚乌桕、金线吊蛤蟆、山乌龟、盘花地不容。

科属 防己科，千金藤属。

学名 *Stephania cepharantha* Hayata

识别特征 草质、落叶、无毛藤本。块根团块状或近圆锥状，褐色，生有许多凸起的皮孔；小枝紫红色，纤细。叶纸质，三角状扁圆形至近圆形，边全缘或浅波状；掌状脉 7~9 条。核果阔倒卵圆形，成熟时红色。

药用 块根。

性味 性寒，味苦。

功能 清热，凉血，解毒，行血，止痛，利尿，降血压。

主治 胃痛，胃溃疡，十二指肠溃疡，风湿疼痛，腰肌劳损，鹤膝风，肾炎水肿，肺结核，腹痛，心气痛，痈疮疔毒。

中华青牛胆

别名 宽筋藤。

科属 防己科，青牛胆属。

学名 *Tinospora sinensis*（Lour.）Merr.

识别特征 藤本，嫩枝绿色，有条纹，被柔毛，老枝肥壮，具褐色、膜质、通常无毛的表皮，皮孔凸起，通常 4 裂，较少 2 或 6 裂。叶纸质，阔卵状近圆形，全缘，两面被短柔毛，背面甚密；掌状脉 5 条，在背面微凸起；叶柄被短柔毛。总状花序先叶抽出，雄花序单生或有时几个簇生。核果红色，近球形，果核半卵球形，背面有棱脊和许多小疣状凸起。

药用 茎。

性味 性寒，味苦。

功能 舒筋活络，杀虫。

主治 跌打筋断，风湿骨痛。

小叶爬崖香

别名 十八风藤。

科属 胡椒科，胡椒属。

学名 *Piper arboricola* C. DC.

识别特征 藤本。叶薄，膜质，有细腺点，匍匐枝的叶卵形或卵状长圆形，两面被向上弯曲粗毛，脱落变稀疏；叶柄长 1~2.5 厘米，被粗毛；小枝的叶长椭圆形、长圆形或卵状披针形，叶脉 5~7 条，最上一对互生或近对生，离基 1~2 厘米从中脉发出，余者均近基出，网状脉明显。花单性，雌雄异株，聚集成与叶对生的穗状花序。雄花序长 5.5~13 厘米；雌花序长 4~5.5 厘米。浆果倒卵形。

药用 全株。

性味 性温，味辛。

功能 祛风活血。

主治 扭挫伤，风湿骨痛。

及 己

别名 獐耳细辛、四叶细辛、四大王、四大金刚、四叶箭、四大天王、四叶对。

科属 金粟兰科，金粟兰属。

学名 *Chloranthus serratus*（Thunb.）Roem.et Schult.

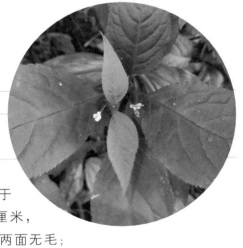

识别特征 多年生草本。茎具明显的节，无毛，下部节上对生 2 片鳞状叶。叶对生，4~6 片生于茎上部，纸质，长 7~15 厘米，宽 3~6 厘米，边缘具锐而密的锯齿，齿尖有一腺体，两面无毛；侧脉 6~8 对。穗状花序顶生，偶有腋生，单一或 2~3 分枝；花白色。核果近球形或梨形，绿色。

药用 根。

性味 性平，味苦，有毒。

功能 活血散瘀。

主治 跌打损伤，疮疥，疖肿，杀虫，头癣，白秃，皮肤瘙痒，闭经。

草珊瑚

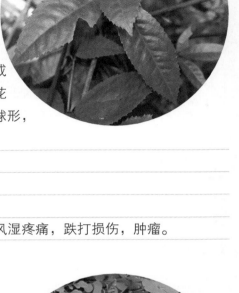

别名	肿节风、满山香、观音茶、九节花、接骨木。
科属	金粟兰科，草珊瑚属。
学名	*Sarcandra glabra*（Thunb.）Nakai
识别特征	茎与枝均有膨大的节。叶革质，椭圆形、卵形至卵状披针形，边缘具粗锐锯齿，齿尖有一腺体，两面均无毛；叶柄基部合生成鞘状。穗状花序顶生，通常分枝，呈圆锥花序状；花黄绿色；雄蕊 1 枚，肉质。核果球形，熟时亮红色。
药用	全株。
性味	性平，味苦、辛。
功能	抗菌消炎，祛风除湿，活血止痛。
主治	肺炎，急性阑尾炎，急性胃肠炎，菌痢，风湿疼痛，跌打损伤，肿瘤。

地锦苗

别名	尖距紫堇、珠芽尖距紫堇、珠芽地锦苗。
科属	紫堇科，紫堇属。
学名	*Corydalis sheareri* S. Moore
识别特征	多年生草本。茎绿色，有时带红色，多汁液。基生叶数枚，长 12~30 厘米，具紫色的长柄，二回羽状全裂，第一回全裂片具柄，第二回无柄，中部以上具圆齿状深齿，下部宽楔形，表面绿色，背面灰绿色，叶脉在表面明显，背面稍凸起。总状花序生于茎及分枝先端；花瓣片舟状卵形，边缘有时反卷，背部具短鸡冠状凸起。蒴果狭圆柱形。
药用	全草。
性味	性微寒，味苦。
功能	祛风，清热，止痛，清肝明目。
主治	风热感冒，肺热咳嗽，肺结核咳血，肝炎，风湿关节筋骨疼痛，牙痛，目赤，翳障。

黄花草

别名	臭矢菜、野油菜、黄花菜。
科属	白花菜科，黄花草属。
学名	*Cleome viscosa* L.

识别特征 一年生直立草本，有纵细槽纹，全株密被黏质腺毛与淡黄色柔毛，有恶臭气味。掌状复叶具 3~5 小叶，小叶薄草质，倒披针状椭圆形，中央小叶最大，侧生小叶依次变小，全缘但边缘有腺纤毛，侧脉 3~7 对。花单生于叶腋内，近顶端成总状或伞房状花序；花瓣淡黄色或橘黄色，有数条明显的纵行脉。果圆柱形，劲直或稍镰弯，密被腺毛，顶端渐狭成喙。

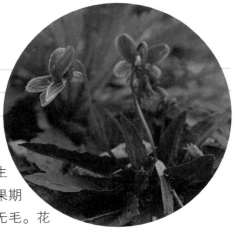

药用	全株。
性味	性凉，味苦，有小毒。
功能	祛风，宣肺化痰，解湿毒。
主治	伤风感冒，咳嗽痰多，气喘，湿疹，下肢溃疡。

犁头草

别名	心叶堇菜、玉如意、紫花地丁、小鸡花。
科属	堇菜科，堇菜属。
学名	*Viola japonica*

识别特征 多年生草本。叶基生，卵形、宽卵形或三角状卵形，稀肾状，长 3~8 厘米，宽 3~8 厘米，边缘具多数圆钝齿，两面无毛或疏生短毛；叶柄在花期通常与叶片近等长，在果期远较叶片为长，最上部具极狭的翅，通常无毛。花淡紫色。蒴果椭圆形，长约 1 厘米。

药用	全草。
性味	性寒，味苦、微辛。
功能	清热解毒，凉血消肿。
主治	急性结膜炎，咽喉炎，急性黄疸型肝炎，乳腺炎，痈疖肿毒，化脓性骨髓炎，毒蛇咬伤。

狭叶香港远志

别名	地丁草、瓜子草、金锁匙。
科属	远志科，远志属。
学名	*Polygala hongkongensis* Hemsl. var. *stenophylla*（Hayata）Migo
识别特征	茎枝细，疏被至密被卷曲短柔毛。单叶互生，叶狭披针形，小，全缘，长 1.5~3 厘米，宽 3~4 毫米，内萼片椭圆形，长约 7 毫米，宽约 4 毫米，花丝 4/5 以下合生成鞘。
药用	全株。
性味	性微温，味苦、辛。
功能	宁心安神，祛痰开窍，解毒消肿。
主治	心神不安，惊悸失眠，健忘，惊痫，咳嗽痰多，痈疽发背，乳房肿痛。

圆锥花远志

别名	小花远志。
科属	远志科，远志属。
学名	*Polygala paniculata* L.
识别特征	一年生直立草本；主根黄色，茎圆柱形，细，上部多分枝，呈圆锥状，被微柔毛。叶互生，或下部 4~5 枚假轮生，叶片披针形至线状披针形，全缘，具 1 脉，侧脉不见。总状花序顶生或与叶对生；花瓣 3，白色或紫罗兰色，龙骨瓣具多裂的鸡冠状附属物。蒴果长圆形，长约 2 毫米，顶端具缺刻，几乎无翅，无毛。
药用	根。
性味	性温，味苦、辛。
功能	安神益智，交通心肾，祛痰，消肿。
主治	心肾不交引起的失眠多梦，健忘惊悸，神志恍惚，咳痰不爽，疮疡肿毒，乳房肿痛。

落地生根

别名	打不死。
科属	景天科，落地生根属。
学名	*Bryophyllum pinnatum*（L. f.）Oken
识别特征	羽状复叶，长 10~30 厘米，小叶长圆形至椭圆形，边缘有圆齿，圆齿底部容易生芽，芽长大后落地即成一新植物。圆锥花序顶生，花冠高脚碟形，基部稍膨大，向上成管状，裂片 4，卵状披针形，淡红色或紫红色；雄蕊 8，着生花冠基部，花丝长。
药用	全株。
性味	性寒，味酸。
功能	凉血，止血，消肿，解毒。
主治	吐血，刀伤出血，胃痛，关节痛，咽喉肿痛，乳痈，疔疮，溃疡，烫伤。

绣　球

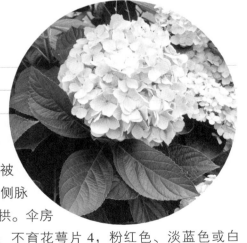

别名	八仙花、紫阳花。
科属	绣球花科，绣球属。
学名	*Hydrangea macrophylla*（Thunb.）Ser.
识别特征	枝紫灰色至淡灰色，无毛。叶纸质或近革质，倒卵形或阔椭圆形具短尖头，边缘于基部以上具粗齿，无毛或仅下面中脉两侧被稀疏卷曲短柔毛，脉腋间常具少许髯毛；侧脉 6~8 对，向上斜举或在上部近边缘处微弯拱。伞房状聚伞花序近球形，花密集，多数不育；不育花萼片 4，粉红色、淡蓝色或白色；孕性花极少数，具花梗。蒴果未成熟，长陀螺状。
药用	根、叶、花。
性味	性寒，味苦、微辛，有小毒。
功能	抗疟，消热。
主治	疟疾，心热惊悸，烦躁。

鸡肠繁缕

别名	鹅肠繁缕、赛繁缕。
科属	石竹科，繁缕属。
学名	*Stellaria neglecta* Weihe ex Bluff et Fingerh
识别特征	一年生或二年生草本，淡绿色，被柔毛。茎丛生，被一列柔毛。叶具短柄或无柄，卵形或狭卵形，长（1.5-）2~3厘米，宽5~13毫米，稍抱茎，边缘基部和两叶基间茎上被长柔毛。二歧聚伞花序顶生；花瓣5，白色，与萼片近等长或微露出，稀稍短于萼；花柱3。蒴果卵形。
药用	全草。
性味	性凉，味微苦、甘、酸。
功能	清热解毒，凉血消痈，活血止痛，下乳。
主治	痢疾，肠痈，肺痈，疔疮肿毒，痔疮肿痛，出血，跌打伤痛，产后瘀滞腹痛，乳汁不下。

竹节蓼

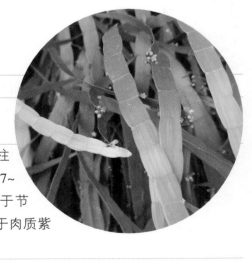

别名	扁竹蓼。
科属	蓼科，竹节蓼属。
学名	*Homalocladium platycladum*（F. Muell.）Bailey
识别特征	多年生直立草本，高1~3米。茎基部圆柱形，木质化，上部枝扁平，呈带状，宽7~12毫米，深绿色。花小，两性，簇生于节上，具纤细柄。瘦果三角形，平滑，包于肉质紫红色或淡紫色的花被内，呈浆果状。
药用	全株。
性味	性平，味甘、淡。
功能	清热解毒，去瘀消肿。
主治	痈疽肿毒，跌打损伤，蛇虫咬伤。

蚕茧草

别名	蚕茧蓼。
科属	蓼科，蓼属。
学名	*Polygonum japonicum* Meisn
识别特征	多年生草本。茎淡红色，无毛，有时具稀疏的短硬伏毛，节部膨大。叶披针形，近薄革质，坚硬，全缘，两面疏生短硬伏毛，中脉上毛较密，边缘具刺状缘毛；叶柄短或近无柄。总状花序呈穗状，顶生，通常数个再集成圆锥状；苞片漏斗状，绿色，上部淡红色，具缘毛；花被5深裂，白色或淡红色。瘦果卵形，具3棱或呈双凸镜状，包于宿存花被内。

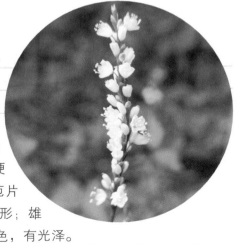

药用	全草。
性味	性平，味辛。
功能	主蚕及诸虫咬人，恐毒入腹，煮汁服之。生捣敷疮。
主治	腰膝寒痛，麻疹，菌痢。

愉悦蓼

别名	欢喜蓼、路边曲草、山蓼、水蓼、小红蓼。
科属	蓼科，蓼属。
学名	*Polygonum jucundum* Meisn
识别特征	一年生草本。叶椭圆状披针形，两面疏生硬伏毛或近无毛，边缘全缘，具短缘毛；托叶鞘膜质，淡褐色，筒状，疏生硬伏毛。总状花序呈穗状，顶生或腋生；苞片漏斗状，绿色；花被5深裂，花被片长圆形；雄蕊7~8；花柱3。瘦果卵形，具3棱，黑色，有光泽。
药用	全株。
性味	性温，味辛。
功能	解毒，止泻。
主治	泄泻等症。

苋

别名	三色苋、老来少、老少年、雁来红。
科属	苋科，苋属。
学名	*Amaranthus tricolor* L.
识别特征	一年生草本。茎粗壮，绿色或红色，幼时有毛或无毛。叶片卵形、菱状卵形或披针形，绿色、红色、紫色或黄色，或绿色夹杂其他颜色，具凸尖，全缘或波状缘，无毛；叶柄绿色或红色。花簇腋生，直到下部叶，或同时具顶生花簇，成下垂的穗状花序；花簇球形。胞果卵状矩圆形。
药用	全株。
性味	性微寒，味甘。
功能	清热解毒，通利二便。
主治	痢疾，二便不通，蛇虫蜇伤，疮毒。

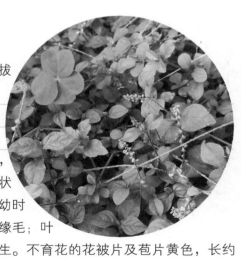

杯　苋

别名	蛇见怕、镜面草、蛇惊慌、细叶蛇总管、拔子弹草、小马鞭草、细样倒扣草。
科属	苋科，杯苋属。
学名	*Cyathula prostrata*（L.）Blume
识别特征	多年生草本。茎钝四棱形，有灰色长柔毛，节部带红色，加粗。叶片菱状倒卵形或菱状矩圆形，中部以下骤然变细，上面绿色，幼时带红色，下面苍白色，两面有长柔毛，具缘毛；叶柄有长柔毛。总状花序顶生和最上部叶腋生。不育花的花被片及苞片黄色，长约1.5毫米，花后稍延长，顶端钩状，基部有长柔毛。胞果球形，直径约0.5毫米，无毛，带绿色。
药用	全草。
性味	性微凉，味苦涩。
功能	清热解毒，活血散瘀。
主治	痈疮肿毒，毒蛇咬伤，跌打瘀肿。

血　苋

别名	红洋苋、红叶苋。
科属	苋科，血苋属。
学名	*Iresine herbstii* Hook. f. ex Lindl.
识别特征	多年生草本。茎粗壮，常带红色，初有柔毛，后除节部外几无毛，具纵棱及沟。叶片宽卵形至近圆形，顶端凹缺或2浅裂，全缘，两面有贴生毛，紫红色，具淡色中脉及5~6对弧状侧脉，如为绿色或淡绿色，则有黄色叶脉；叶柄有贴生毛或近无毛。圆锥花序顶生及腋生，由多数穗状花序形成，初有柔毛，后几无毛。苞片及小苞片绿白色或黄白色。
药用	全株。
性味	性凉，味微苦。
功能	清热解毒，调经止血。
主治	细菌性痢疾，肠炎，痛经，月经不调，血崩，吐血，衄血，便血。

落　葵

别名	篱笆菜、胭脂菜、紫葵、豆腐菜、潺菜、木耳菜、胭脂豆、藤菜、蘩露、蔠葵。
科属	落葵科，落葵属。
学名	*Basella alba* L.
识别特征	一年生缠绕草本。茎长可达数米，肉质，绿色或略带紫红色。叶片卵形或近圆形，长3~9厘米，宽2~8厘米，全缘，背面叶脉微凸起；叶柄长1~3厘米，上有凹槽。穗状花序腋生，长3~15（-20）厘米；花被片淡红色或淡紫色，卵状长圆形，全缘。果实球形，直径5~6毫米，红色至深红色或黑色，多汁液，外包宿存小苞片及花被。
药用	全草。
性味	性凉，味甘、淡。
功能	清热解毒，接骨止痛。
主治	阑尾炎，痢疾，大便秘结，膀胱炎；外治骨折，跌打损伤，外伤出血，烧烫伤。

旱金莲

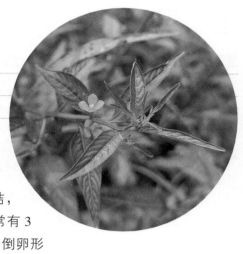

别名	旱莲花、荷叶七。
科属	旱金莲科，旱金莲属。
学名	*Tropaeolum majus* L.
识别特征	一年生肉质草本，蔓生，无毛或被疏毛。叶互生，圆形，主脉9条，边缘为波浪形的浅缺刻，背面常被疏毛或有乳凸点。叶柄向上扭曲，着生于叶片的近中心处；单花腋生，花黄色、紫色、橘红色或杂色；花瓣5，通常圆形，边缘有缺刻，上部2片通常全缘，下部3片基部狭窄成爪，近爪处边缘具睫状毛。果扁球形，成熟时分裂成3个具一粒种子的瘦果。
药用	全株。
性味	性凉，味微苦。
功能	清热解毒，调经止血。
主治	细菌性痢疾，肠炎，痛经，月经不调，血崩，吐血，衄血，便血。

草 龙

别名	线叶丁香蓼、细叶水丁香。
科属	柳叶菜科，丁香蓼属。
学名	*Ludwigia hyssopifolia*（G. Don）Exell.
识别特征	一年生直立草本；茎常呈三棱形或四棱形，幼枝及花序被微柔毛。叶披针形至线形，长2~10厘米，宽0.5~1.5厘米，侧脉每侧9~16片，在近边缘不明显环结，下面脉上疏被短毛。花腋生，萼片4，常有3纵脉，无毛或被短柔毛；花瓣4，黄色，倒卵形或近椭圆形。蒴果近无梗，幼时近四棱形，熟时近圆柱状。
药用	全株。
性味	性凉，味淡。
功能	清热解毒，去腐生肌。
主治	感冒发热，咽喉肿痛，口腔炎，口腔溃疡，痈疮疔肿。

黄花小二仙草

别名	石崩。
科属	小二仙草科，小二仙草属。
学名	*Haloragis chinensis*（Tour.）Merr.
识别特征	多年生细弱陆生草本植物。茎四棱形，粗糙而多少被倒粗毛，节上常生不定根。叶对生，近无柄，通常条状披针形至矩圆形，边缘具小锯齿，两面粗糙，多少被粗毛，淡绿色；茎上部的叶有时互生，逐渐缩小而变成苞片。总状花序及穗状花序组成顶生的圆锥花序。坚果极小，近球形，长约 1 毫米，具 8 纵棱，并具粗糙的瘤状物。
药用	全株。
性味	性平，味辛。
功能	活血消肿，止咳平喘。
主治	跌打骨折，哮喘，咳嗽。

北江荛花

别名	黄皮子、土坝天、地棉根、山谷麻、山谷皮、山花皮、山棉皮。
科属	瑞香科，荛花属。
学名	*Wikstroemia monnula*
识别特征	枝暗绿色，无毛，小枝被短柔毛。叶对生或近对生，纸质或坚纸质，卵状椭圆形至椭圆形或椭圆状披针形，在脉上被疏柔毛，侧脉纤细，每边 4~5 条。总状花序顶生；花细瘦，黄带紫色或淡红色，花萼外面被白色柔毛，顶端 4 裂。果干燥，卵圆形。
药用	全株。
性味	性温，味辛、甘。
功能	祛风除湿，活血止痛。
主治	风湿性关节炎，坐骨神经痛，咽炎，牙痛，乳腺癌初期，跌打损伤。

广东山龙眼

别名	大叶山龙眼。
科属	山龙眼科，山龙眼属。
学名	*Helicia kwangtungensis* W. T. Wang
识别特征	树皮褐色或灰褐色；幼枝和叶被锈色短毛，小枝和成长叶均无毛。叶坚纸质或革质，长圆形、倒卵形或椭圆形，上半部叶缘具疏生浅锯齿或细齿，有时全缘；侧脉 5~8 对，在下面稍凸起，网脉不明显，有时在叶上面，网脉稍凹下。总状花序，1~2 个腋生，花序轴和花梗密被褐色短毛。果近球形，顶端具短尖，果皮干后革质，厚约 1 毫米，紫黑色或黑色。
药用	叶、根。
性味	性温，味微辛。
功能	祛风活络，舒筋止痛。
主治	风湿性关节炎，腰腿痛，产后风瘫；外治跌打损伤。

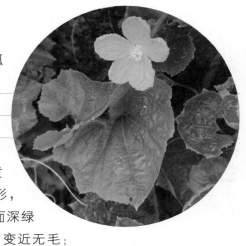

冬　瓜

别名	广瓜、枕瓜、白瓜、扁蒲、大瓠子、瓠子瓜、蒲瓜、葫芦瓜、瓠子、节瓜。
科属	葫芦科，冬瓜属。
学名	*Benincasa hispida*（Thunb.）Cogn.
识别特征	一年生蔓生或架生草本；茎被黄褐色硬毛及长柔毛，有棱沟。叶柄粗壮，被黄褐色的硬毛和长柔毛；叶片肾状近圆形，5~7 浅裂或有时中裂，边缘有小齿，表面深绿色，稍粗糙，有疏柔毛，老后渐脱落，变近无毛；背面粗糙，灰白色，有粗硬毛，叶脉在叶背面稍隆起，密被毛。卷须 2~3 歧，被粗硬毛和长柔毛。果实长圆柱状或近球状，大型，有硬毛和白霜。
药用	果实、果皮、种子。
性味	性微寒，味甘、淡。
功能	利尿清热，化痰生津，解毒。
主治	水肿胀满，淋症，脚气，痰喘，暑热烦闷，消渴消肿。

南　瓜

别名	北瓜、番南瓜、饭瓜、番瓜、倭瓜。
科属	葫芦科，南瓜属。
学名	*Cucurbita moschata*（Duch. ex Lam.） Duch. ex Poiret

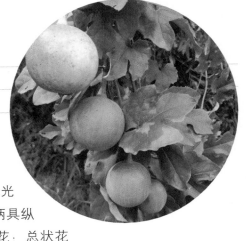

识别特征	一年生蔓生草本；茎常节部生根，密被白色短刚毛。叶柄被短刚毛；叶片宽卵形或卵圆形，有5角或5浅裂，稀钝，侧裂片较小，中间裂片较大，三角形，上面密被黄白色刚毛和茸毛，常有白斑，叶脉隆起，背面色较淡，毛更明显，边缘有小而密的细齿，顶端稍钝。卷须稍粗壮，被短刚毛和茸毛，3~5歧。花冠黄色，钟状，裂片边缘反卷，具皱褶。
药用	果实、种子。
性味	性温，味甘。
功能	补中益气，健脾暖胃，消炎止痛，解毒杀虫。
主治	脾气虚弱,饮食不振,气短乏力,肺痈吐脓痰及寄生虫感染等。

油渣果

别名	油瓜、猪油果。
科属	葫芦科，油渣果属。
学名	*Hodgsonia macrocarpe*（Bl.）Cogn.
识别特征	木质藤本。茎、枝具纵棱及槽，无毛。叶片厚革质，3~5深裂、中裂、浅裂或有时不分裂，中裂片较大，侧裂片较小，全缘，上面亮绿色，背面淡绿色，两面光滑无毛，主脉3~5条，在背面隆起；叶柄具纵条纹，无毛。卷须颇粗壮，2~5歧。雄花：总状花序；雌花：单生。果实大型，扁球形，淡红褐色，有12条槽沟，具茸毛，有6枚大型种子（另外6枚不育）。
药用	种仁、果皮。
性味	性凉，味甘。
功能	凉血止血，清热解毒。
主治	胃、十二指肠溃疡出血，外伤出血，疮疖肿毒，湿疹。

广东丝瓜

别名	角瓜、棱角丝瓜、粤丝瓜、有棱丝瓜、丝瓜。
科属	葫芦科，丝瓜属。
学名	*Luffa acutangula*（L.）Roem.
识别特征	一年生草质攀援藤本；茎具棱，被短柔毛。卷须粗壮，下部具棱，常 3 歧，有短柔毛。叶柄棱上具柔毛；叶片近圆形，膜质，常为 5~7 浅裂，边缘疏生锯齿，上面深绿色，下面苍绿色，两面脉上有短柔毛。总状花序，花冠黄色，辐状，外面具 3 条隆起脉，脉上有短柔毛；果实圆柱状或棍棒状，具 8~10 条纵向的锐棱和沟，没有瘤状凸起，无毛。
药用	果实的维管束（丝瓜络）。
性味	性平，味甘。
功能	通经活络，清热化痰。
主治	风湿骨痛，肺热咳嗽。

番木瓜

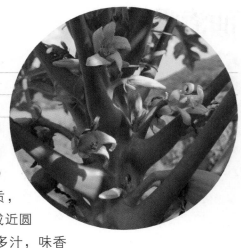

别名	树冬瓜、满山抛、番瓜、万寿果、木瓜。
科属	番木瓜科，番木瓜属。
学名	*Carica papaya* L.
识别特征	常绿软木质小乔木，具乳汁；茎不具螺旋状排列的托叶痕。叶大，聚生于茎顶端，近盾形，直径可达 60 厘米，通常 5~9 深裂，每裂片再为羽状分裂。浆果肉质，成熟时橙黄色或黄色，倒卵状长圆球形或近圆球形，长 10~30 厘米或更长，果肉柔软多汁，味香甜；种子多数，卵球形，成熟时黑色，外种皮肉质，内种皮木质，具皱纹。花果期全年。
药用	果实。
性味	性平，味甘。
功能	消食止痛，行水利湿。
主治	消化不良，胃脘痛，风痹，湿热脚气，湿泻等症。

金花茶

别名	中东金花茶。
科属	山茶科，山茶属。
学名	*Camellia petelotii*（Merrill）Sealy
识别特征	常绿灌木。树皮黄褐色。叶革质，长 6~9.5 厘米，宽 2.5~4 厘米，有时稍大，两面无毛，侧脉 5~6 对，在上面稍陷下，具细锯齿，或近全缘，叶柄长 5~7 毫米。花单生于叶腋，黄色，萼片 5 片，但内侧有短柔毛。花瓣 10~13 片，外轮近圆形，长 1.5~1.8 厘米，宽 1.2~1.5 厘米；内轮倒卵形或椭圆形，长 2.5~3 厘米，宽 1.5~2 厘米。
药用	花。
性味	性平，味涩。
功能	收敛止血。
主治	便血，月经过多。

岗 柃

别名	米碎木、蚂蚁木。
科属	山茶科，柃木属。
学名	*Eurya groffii* Merr.
识别特征	灌木或小乔木。树皮灰褐色或褐黑色，平滑；嫩枝密被黄褐色披散柔毛，被短柔毛或几无毛；顶芽披针形，密被黄褐色柔毛。叶革质或薄革质，披针形或披针状长圆形，边缘密生细锯齿，下面黄绿色，密被贴伏短柔毛，中脉在上面凹下，下面凸起，侧脉 10~14 对；叶柄密被柔毛。花 1~9 朵簇生于叶腋。果实圆球形，直径约 4 毫米，成熟时黑色。
药用	叶。
性味	性寒，味苦。
功能	豁痰镇咳，消肿止痛。
主治	肺结核，咳嗽；外治跌打肿痛。

厚叶厚皮香

别名	广东厚皮香、华南厚皮香。
科属	山茶科，厚皮香属。
学名	*Ternstroemia kwangtungensis* Merr.
识别特征	树皮灰褐色或黑褐色，平滑；嫩枝粗壮，圆柱形，淡红褐色，小枝灰褐色。叶互生，厚革质且肥厚，椭圆状卵圆形至几圆形，边全缘，有时上半部疏生腺状齿突，上面有光泽，下面密被红褐色或褐色腺点，中脉在上面平贴或略凹下，在下面明显隆起，侧脉5~7对。花单朵生于叶腋，杂性。果实扁球形；种子近肾形，成熟时假种皮鲜红色。
药用	茎、叶。
性味	性凉，味苦。
功能	清热解毒，散瘀消肿。
主治	疮痈肿毒，乳痈。

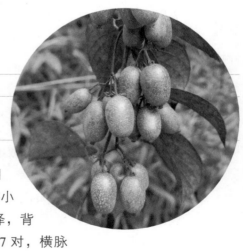

阔叶猕猴桃

别名	多花猕猴桃、多果猕猴桃。
科属	猕猴桃科，猕猴桃属。
学名	*Actinidia latifolia*（Gardn. & Champ.）Merr.
识别特征	大型落叶藤本，着花小枝绿色至蓝绿。叶片坚纸质，通常为阔卵形，有时近圆形或长卵形，边缘具疏生的凸尖状硬头小齿，腹面草绿色或橄绿色，无毛，有光泽，背面密被灰色至黄褐色星状茸毛，侧脉6~7对，横脉显著可见，网状小脉不易见；叶柄无毛或略被微茸毛。花序为3~4歧多花的大型聚伞花序。果暗绿色，圆柱形或卵状圆柱形，具斑点。
药用	根、茎、叶、果实。
性味	性平，味淡、涩。
功能	清热除湿，解毒，消肿止痛。
主治	根：腰痛，筋骨痛，疮疥；茎、叶：咽喉肿痛，泄泻，痈疮肿痛。

叶底红

别名	野海棠、假紫苏、沙崩草、血还魂、大毛蛇、江南野海棠、叶下红。
科属	野牡丹科，野海棠属。
学名	*Bredia fordii*（Hance）Diels
识别特征	茎幼时四棱形，上部与叶柄、花序、花梗及花萼均密被柔毛及长腺毛。叶片坚纸质，椭圆状至卵状心形，边缘具细重齿牙和短柔毛，伞形花序或聚伞花序，或由聚伞花序组成的圆锥花序，顶生；花萼钟状漏斗形；花瓣紫色或紫红色。蒴果杯形，为宿存萼所包；宿存萼顶端平截。

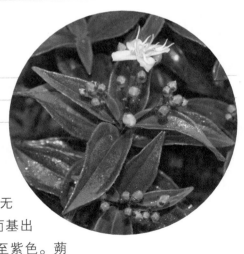

药用	全株。
性味	性凉，味苦、涩。
功能	通经活血，清热燥湿，化积消食。
主治	月经不调，痛经，跌打损伤，肿痛，水火烫伤，疮疥，小儿疳积，食积不化，消化不良。

鸭脚茶

别名	中华野海棠、九节兰、雨伞子、山落茄。
科属	野牡丹科，野海棠属。
学名	*Bredia sinensis*
识别特征	灌木。小枝略四棱形，幼时被星状毛，以后无毛或被疏微柔毛。叶片坚纸质，披针形至椭圆形，近全缘或具疏浅锯齿，5 基出脉，幼时两面被星状毛，以后几无毛，叶面基出脉微凹，侧脉不明显，背面基出脉隆起。聚伞花序，顶生；花瓣粉红色至紫色。蒴果近球形，为宿存萼所包；宿存萼钟状漏斗形，具四棱，顶端平截，冠以宿存萼片，萼片有时被星状毛。
药用	全株。
性味	性平，味辛。
功能	发表。
主治	感冒。

异药花

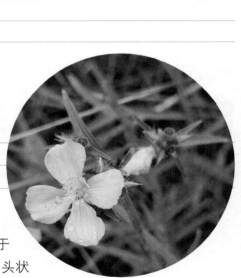

别名	百花子、棱茎木、羊刀尖、福笛木、酸杆、酸酒子、峨眉异药花。
科属	野牡丹科，肥肉草属。
学名	*Fordiophyton faberi* Stapf
识别特征	茎四棱形，有槽。叶片膜质，单个节上的叶大小差别较大，广披针形至卵形，边缘具不甚明显的细锯齿，5 基出脉，叶面被微柔毛，基出脉微凸，侧脉不明显，背面几无毛或被极不明显的微柔毛及白色小腺点；叶柄常被白色小腺点，仅顶端与叶片连接处具短刺毛。不明显的聚伞花序或伞形花序，顶生。蒴果倒圆锥形；宿存萼与蒴果同形，无毛。
药用	全株。
性味	性凉，味甘、苦。
功能	清热利湿，凉血消肿。
主治	痢疾，腹泻，吐血，痔血。

金锦香

别名	天香炉、马松子、细九尺、朝天罐子、昂天巷子、张天缸、细花包、小背笼、杯子草。
科属	野牡丹科，金锦香属。
学名	*Osbeckia chinensis* L.
识别特征	茎四棱形，具紧贴的糙伏毛。叶片坚纸质，线形或线状披针形，极稀卵状披针形，全缘，两面被糙伏毛，3~5 基出脉，于背面隆起，细脉不明显；叶柄被糙伏毛。头状花序，顶生，基部具叶状总苞 2~6 枚，苞片被毛或背面无毛；花瓣 4，淡紫红色或粉红色。
药用	全株或根。
性味	性平，味微甘、涩。
功能	清热利湿，消肿解毒，止咳化痰。
主治	急性细菌性痢疾，阿米巴痢疾，阿米巴肝脓肿，肠炎，感冒咳嗽，咽喉肿痛，小儿支气管哮喘，肺结核咯血，阑尾炎，毒蛇咬伤，疔疮疖肿。

楮头红

别名	风柜斗草、肉穗草。
科属	野牡丹科,肉穗草属。
学名	*Sarcopyramis nepalensis* Wall.
识别特征	茎四棱形,肉质,无毛,上部分枝。叶膜质,广卵形或卵形,稀近披针形,顶端渐尖,基部楔形或近圆形,微下延,叶面被疏糙伏毛,基出脉微凹,侧脉微隆起;背面被微柔毛或几无毛,基出脉、侧脉隆起;蒴果杯形,具四棱,膜质冠伸出萼1倍;宿存萼及裂片与花时同。
药用	全株。
性味	性凉,味酸,有毒。
功能	清热平肝,利湿解毒。
主治	肺热咳嗽,头目眩晕,耳鸣,耳聋,目赤畏光,肝炎,风湿痹痛,跌打损伤,蛇头疔,无名肿毒。

黄 麻

别名	火麻、绿麻、络麻、水络麻、野洋麻、圆果黄麻、圆蒴黄麻。
科属	椴树科,黄麻属。
学名	*Corchorus capsularis* L.
识别特征	直立木质草本,无毛。叶纸质,卵伏披针形至狭窄披针形,两面均无毛,三出脉的两侧脉上行不过半,中脉有侧脉6~7对,边缘有粗锯齿;叶柄有柔毛。花单生或数朵排成腋生聚伞花序;花瓣黄色,倒卵形,与萼片约等长。蒴果球形,顶端无角,表面有直行钝棱及小瘤状凸起,5片裂开。
药用	叶、根、种子。
性味	性寒,味苦。
功能	清热解暑,拔毒消肿,预防中暑。
主治	中暑发热,痢疾;外治疮疖肿毒。

梧　桐

别名	青桐。
科属	梧桐科，梧桐属。
学名	*Firmiana simplex*（Linnaeus）W. Wight

识别
特征　落叶乔木。树皮青绿色，平滑。叶心形，掌状 3~5 裂，裂片三角形，两面均无毛或略被短柔毛，基生脉 7 条，叶柄与叶片等长。圆锥花序顶生，花淡黄绿色；萼 5 深裂几至基部，萼片条形，向外卷曲，外面被淡黄色短柔毛，内面仅在基部被柔毛。蓇葖果膜质，有柄，成熟前开裂成叶状，外面被短茸毛或几无毛，每蓇葖果有种子 2~4 个；种子圆球形，表面有皱纹。

药用	叶、花、根、茎皮及种子。
性味	性凉，味苦。
功能	祛风，祛湿，散毒。
主治	劳伤咳血，关节痛，皮肤毒症，红丝疔。

翻白叶树

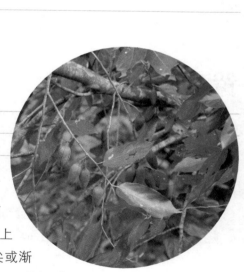

别名	异叶翅子木、半枫荷。
科属	梧桐科，翅子树属。
学名	*Pterospermum heterophyllum* Hance

识别
特征　树皮灰色或灰褐色；小枝被黄褐色短柔毛。叶二型，生于幼树或萌蘖枝上的叶盾形，掌状 3~5 裂，上面几无毛，下面密被黄褐色星状短柔毛；生于成长的树上的叶矩圆形至卵状矩圆形，顶端钝、急尖或渐尖，下面密被黄褐色短柔毛。花单生或 2~4 朵组成腋生的聚伞花序，花青白色。蒴果木质，矩圆状卵形，被黄褐色茸毛，顶端钝；种子具膜质翅。

药用	根、茎枝。
性味	性微温，味辛、甘。
功能	祛风除湿，活血通络。
主治	风湿痹痛，手足麻木，腰肌劳损，脚气，跌打损伤。

苹婆

别名	七姐果、凤眼果。
科属	梧桐科，苹婆属。
学名	*Sterculia nobilis*
识别特征	乔木，树皮褐黑色，小枝幼时略有星状毛。叶薄革质，矩圆形或椭圆形，两面均无毛。圆锥花序顶生或腋生，有短柔毛；花梗远比花长；萼初时乳白色，后转为淡红色，钟状，外面有短柔毛。蓇葖果鲜红色，厚革质，矩圆状卵形，顶端有喙，每果内有种子 1~4 个。
药用	种子。
性味	性温，味甘。
功能	止痢。
主治	痢疾。

咖啡黄葵

别名	黄秋葵、补肾菜、秋葵、糊麻、羊角豆。
科属	锦葵科，秋葵属。
学名	*Abelmoschus esculentus*（L.）Moench
识别特征	一年生草本。茎疏生散刺。叶掌状 3~7 裂，裂片阔至狭，边缘具粗齿及凹缺，两面均被疏硬毛；叶柄被长硬毛。花单生于叶腋间，花梗疏被糙硬毛；小苞片 8~10，线形，疏被硬毛；花萼钟形，较长于小苞片，密被星状短茸毛；花黄色，内面基部紫色，花瓣倒卵形。蒴果筒状尖塔形，顶端具长喙，疏被糙硬毛。
药用	根、树皮。
性味	性寒，味苦。
功能	强肾补虚，健胃消食。
主治	对肾虚者腰酸腰痛、耳鸣、遗精、盗汗、食欲欠佳、消化不良伴有胃痛、体力虚弱、中气不足、尿频、尿急、尿不尽等疾患有较好的辅助食疗效果。

黄 葵

别名	山芙蓉、假三稔、鸟笼胶、芙蓉麻、野棉花、野油麻、山油麻。
科属	锦葵科，秋葵属。
学名	*Abelmoschus moschatus* Medicus
识别特征	多年生草本，被粗毛。叶通常掌状 5~7 深裂，裂片披针形至三角形，边缘具不规则锯齿，偶有浅裂似槭叶状，两面均疏被硬毛；叶柄疏被硬毛。花单生于叶腋间，花梗被倒硬毛；花萼佛焰苞状，5 裂，常早落；花黄色，内面基部暗紫色；雄蕊柱长约 2.5 厘米，平滑无毛。蒴果长圆形，被黄色长硬毛；种子肾形，具腺状脉纹，具香味。
药用	全株。
性味	性凉，味微甘。
功能	解毒消肿，排脓止痛。
主治	疮痈肿毒，无名肿毒，蛇头疮。

磨盘草

别名	耳响草、磨挡草、石磨子、磨笼子、磨谷子、磨子树。
科属	锦葵科，苘麻属。
学名	*Abutilon indicum*（L.）Sweet
识别特征	亚灌木状草本，全株均被灰色短柔毛。叶卵圆形或近圆形，边缘具不规则锯齿，两面均密被灰色星状柔毛；叶柄被灰色短柔毛和疏丝状长毛。花单生于叶腋，花梗被灰色星状柔毛；花萼盘状，绿色，密被灰色柔毛；花黄色，花瓣 5。果为倒圆形，似磨盘，黑色，具短芒，被星状长硬毛。
药用	全株。
性味	性凉，味甘、淡。
功能	疏风清热，化痰止咳，消肿解毒。
主治	感冒，发热，咳嗽，泄泻，中耳炎，耳聋，咽炎，腮腺炎，尿道感染，疮痈肿毒，跌打损伤。

木芙蓉

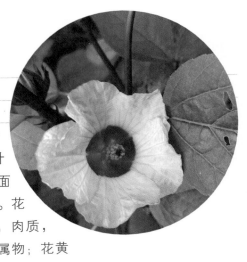

别名	酒醉芙蓉、芙蓉花、重瓣木芙蓉。
科属	锦葵科，木槿属。
学名	*Hibiscus mutabilis* L.
识别特征	落叶小乔木；小枝、叶柄、花梗和花萼均密被星状毛与直毛相混的细绵毛。叶宽卵形至圆卵形或心形，常 5~7 裂，裂片三角形，先端渐尖，具钝圆锯齿，花单生于枝端叶腋间，初开时白色或淡红色，后变深红色。蒴果扁球形，被淡黄色刚毛和绵毛。
药用	花、叶。
性味	性凉，味辛。
功能	清热解毒，消肿排脓，凉血止血。
主治	肺热咳嗽，月经过多，白带；外治痈肿疮疖，乳腺炎，淋巴结炎，腮腺炎，烧烫伤，毒蛇咬伤，跌打损伤。

玫瑰茄

别名	山茄子、洛神花。
科属	锦葵科，木槿属。
学名	*Hibiscus sabdariffa* L.
识别特征	一年生直立草本，茎淡紫色，无毛。叶异型，下部的叶卵形，不分裂，上部的叶掌状 3 深裂，裂片披针形，具锯齿，两面均无毛，主脉 3~5 条；叶柄疏被长柔毛。花单生于叶腋间；小苞片 8~12 枚，红色，肉质，披针形，疏被长硬毛，近顶端具刺状附属物；花黄色，内面基部深红色。蒴果卵球形，密被粗毛。
药用	花。
性味	性凉，味酸。
功能	敛肺止咳，降血压，解酒。
主治	肺虚咳嗽，高血压，醉酒。

木　槿

别名	喇叭花、朝天暮落花、荆条、木棉。
科属	锦葵科，木槿属。
学名	*Hibiscus syriacus* L.
识别特征	落叶灌木，小枝密被黄色星状茸毛。叶菱形至三角状卵形，具深浅不同的 3 裂或不裂，边缘具不整齐齿缺，下面沿叶脉微被毛或近无毛；叶柄被星状柔毛。花单生于枝端叶腋间，花梗被星状短茸毛；花萼钟形，密被星状短茸毛；花钟形，淡紫色，花瓣倒卵形，外面疏被纤毛和星状长柔毛。蒴果卵圆形，密被黄色星状茸毛；种子肾形，背部被黄白色长柔毛。
药用	花。
性味	性凉，味甘、苦。
功能	清热，凉血，利湿。
主治	痢疾、白带等症。

黄　槿

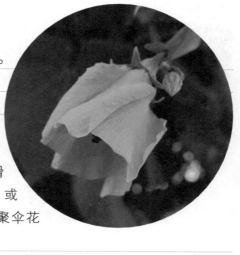

别名	盐水面夹果、万年春、海麻、桐花、右纳。
科属	锦葵科，木槿属。
学名	*Hibiscus tiliaceus* L.
识别特征	树皮灰白色；小枝无毛。叶革质，近圆形或广卵形，全缘或具不明显细圆齿，上面绿色，嫩时被极细星状毛，逐渐变平滑无毛，下面密被灰白色星状柔毛，叶脉 7 或 9 条。花序顶生或腋生，常数花排列成聚伞花序；花瓣黄色。
药用	叶、根。
性味	性微寒，味甘、淡。
功能	清肺止咳，解毒消肿。
主治	肺热咳嗽，疮疖肿痛，木薯中毒。

石 栗

别名 烛果树、黑桐油树、铁桐、油果、检果、油桃、海胡桃、南洋石栗、烛栗、香胶木。

科属 大戟科，石栗属。

学名 *Aleurites moluccana* (L.) Willd.

识别特征 常绿乔木，叶纸质，卵形至椭圆状披针形，全缘或浅裂，嫩叶两面被星状微柔毛，成长叶上面无毛，下面疏生星状微柔毛或几无毛；基出脉 3~5 条；叶柄密被星状微柔毛。核果近球形或稍偏斜的圆球状，具 1~2 颗种子；种子圆球状，侧扁，有疣状凸棱。

药用 叶。

性味 性寒，味甘，有小毒。

功能 活血通经，止血。

主治 闭经，金疮出血。

秋 枫

别名 茄冬、秋风子、大秋枫、红桐、过冬梨、朱桐树、乌杨。

科属 大戟科，秋枫属。

学名 *Bischofia javanica* Bl.

识别特征 常绿或半常绿大乔木。树皮灰褐色至棕褐色，近平滑，老树皮粗糙；砍伤树皮后流出红色汁液。三出复叶，稀 5 小叶；小叶片纸质，卵形、椭圆形、倒卵形或椭圆状卵形，边缘有浅锯齿，幼时仅叶脉上被疏短柔毛，老渐无毛。花小，多朵组成腋生的圆锥花序。果实浆果状，圆球形或近圆球形，淡褐色。

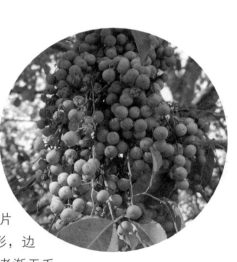

药用 叶、根、树皮。

性味 性凉，味微辛、涩。

功能 行气活血，消肿解毒。

主治 叶：食道癌，胃癌，传染性肝炎，小儿疳积，肺炎，咽喉炎；外治痈疽，疮疡。根及树皮：风湿骨痛。

土蜜树

别名	猪牙木、夹骨木、逼迫子、逼迫仔。
科属	大戟科，土蜜树属。
学名	*Bridelia tomentosa* Bl.
识别特征	直立灌木或小乔木；树皮深灰色；除幼枝、叶背、叶柄、托叶和雌花的萼片外面被柔毛或短柔毛外，其余均无毛。叶片纸质，长圆形、长椭圆形或倒卵状长圆形，稀近圆形，叶面粗涩，叶背浅绿色；侧脉每边 9~12 条，与支脉在叶面明显，在叶背凸起。花簇生于叶腋。核果近圆球形。
药用	叶、根、树皮。
性味	性平，味淡、微苦。
功能	清热，败毒。
主治	疔疮，狂犬咬伤。

黄　桐

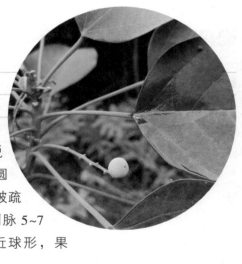

别名	黄虫树。
科属	大戟科，黄桐属。
学名	*Endospermum chinense* Benth.
识别特征	乔木，树皮灰褐色；嫩枝、花序和果均密被灰黄色星状微柔毛；小枝的毛渐脱落，叶痕明显，灰白色。叶薄革质，椭圆形至卵圆形，全缘，两面近无毛或下面被疏生微星状毛，基部有 2 枚球形腺体；侧脉 5~7 对。花序生于枝条近顶部叶腋间。果近球形，果皮稍肉质。
药用	果实、叶片、油、树皮和根。
性味	性寒，味苦。
功能	舒筋活络，祛瘀生新，消肿镇痛。
主治	关节痛，腰腿痛，四肢麻木；树皮治疟疾。

通奶草

别名	小飞扬草。
科属	大戟科，大戟属。
学名	*Euphorbia hypericifolia*
识别特征	一年生草本。茎无毛或被少许短柔毛。叶对生，狭长圆形或倒卵形，通常偏斜，不对称，边缘全缘或基部以上具细锯齿，上面深绿色，下面淡绿色，有时略带紫红色，两面被稀疏的柔毛，或上面的毛早脱落。花序数个簇生于叶腋或枝顶。
药用	全株。
性味	性微凉，味微酸、涩。
功能	清热利湿，收敛止痒。
主治	细菌性痢疾，肠炎腹泻，痔疮出血；外治湿疹，过敏性皮炎，皮肤瘙痒。

香港算盘子

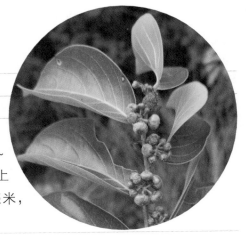

别名	大叶面豆果、大红心、金龟树。
科属	大戟科，算盘子属。
学名	*Glochidion zeylanicum*
识别特征	灌木或小乔木。全株无毛，叶片革质，长圆形、卵状长圆形或卵形；侧脉每边5~7条。花簇生呈花束，或组成短小的腋上生聚伞花序。蒴果扁球状，直径8~10毫米，高约5毫米，边缘具8~12条纵沟。
药用	根。
性味	性平，味辛。
功能	止咳平喘。
主治	气喘，咳嗽。

红雀珊瑚

别名 扭曲草、洋珊瑚、拖鞋花、百足草、玉带根。

科属 大戟科，红雀珊瑚属。

学名 *Pedilanthus tithymaloides*（L.）Poit.

识别特征 直立亚灌木。茎、枝粗壮，带肉质，作"之"字状扭曲，无毛或嫩时被短柔毛。叶肉质，卵形或长卵形，两面被短柔毛，毛随叶变老而逐渐脱落；中脉在背面强壮凸起，侧脉7~9 对，远离边缘网结，网脉略明显。聚伞花序丛生于枝顶或上部叶腋内。

药用 全株。

性味 性寒，味酸、微涩，有小毒。

功能 清热解毒，散瘀消肿，止血生肌。

主治 疮疡肿毒，疥癣，跌打肿痛，骨折，外伤出血。

叶下珠

别名 日开夜闭、珍珠草、阴阳草、假油柑、真珠草、鲫鱼草、胡羞羞。

科属 大戟科，叶下珠属。

学名 *Phyllanthus urinaria* L.

识别特征 一年生草本。枝具翅状纵棱，上部被纵列疏短柔毛。叶片纸质，因叶柄扭转而呈羽状排列，长圆形或倒卵形，下面灰绿色，近边缘或边缘有 1~3 列短粗毛；侧脉每边 4~5 条，明显。雄花：2~4 朵簇生于叶腋，通常仅上面 1 朵开花；雌花：单生于小枝中下部的叶腋内。蒴果圆球状，红色，表面具小凸刺。

药用 全株。

性味 性凉，味微苦、甘。

功能 清热利尿，明目，消积。

主治 肾炎水肿，泌尿系统感染，结石，肠炎，痢疾，小儿疳积，眼角膜炎，黄疸型肝炎；外治毒蛇咬伤，指头蛇疮，皮肤飞蛇卵等症。

守宫木

别名	泰国枸杞、天绿香。
科属	大戟科，守宫木属。
学名	*Sauropus androgynus*（L.）Merr.

识别特征 灌木。小枝绿色，幼时上部具棱，老渐圆柱状；全株均无毛。叶片近膜质或薄纸质，卵状披针形、长圆状披针形或披针形；侧脉每边 5~7 条，上面扁平，下面凸起，网脉不明显；托叶 2，着生于叶柄基部两侧，长三角形或线状披针形。雄花：1~2 朵腋生，或几朵与雌花簇生于叶腋；雌花：通常单生于叶腋。蒴果扁球状或圆球状，乳白色，宿存花萼红色。

药用	叶。
性味	性凉，味甘。
功能	清热解毒，消炎消肿。
主治	痢疾便血，腹痛经久不愈，淋巴结炎，扁桃体炎，咽喉炎，上呼吸道感染；外治疔疮，冠心病、风湿病辅助食疗。

虎皮楠

别名	南宁虎皮楠、四川虎皮楠、广西虎皮楠、长柱虎皮楠。
科属	虎皮楠科，虎皮楠属。
学名	*Daphniphyllum oldhamii*（Hemsl.）K. Rosenthal

识别特征 乔木。小枝暗褐色，具稀疏皮孔。叶纸质，长圆状披针形，叶背显著被白粉，具细小乳突，侧脉 12~18 对，在叶面凸起；叶柄具槽。果斜卵形，具直立宿存花柱 2，外弯，基部渐狭而成短柄，无宿存花萼，表面暗褐色，具小疣状凸起，略被白粉。

药用	茎、叶。
性味	性凉，味苦、涩。
功能	清热解毒，活血散瘀。
主治	感冒发热，咽喉肿痛，脾脏肿大，毒蛇咬伤，骨折创伤。

钟花樱桃

别名	绯樱、山樱花、福建山樱花、寒绯樱、绯寒樱。
科属	蔷薇科，樱属。
学名	*Cerasus campanulata*（Maxim.）Yü et Li
识别特征	乔木或灌木。树皮黑褐色。小枝灰褐色或紫褐色，嫩枝绿色，无毛。冬芽卵形，无毛。叶片卵形、卵状椭圆形或倒卵状椭圆形，薄革质，边有急尖锯齿，常不整齐，上面绿色，无毛，下面淡绿色，无毛或脉腋有簇毛，侧脉 8~12 对；叶柄顶端常有腺体 2 个。伞形花序，有花 2~4 朵，先叶开放。核果卵球形；核表面微具棱纹。
药用	叶、皮、茎、木材。
性味	性微凉，味甘。
功能	清肺利咽，止咳。
主治	咳嗽，发热等症。

尖嘴林檎

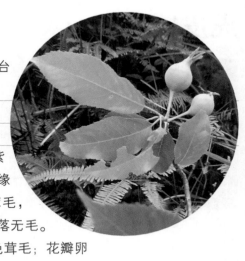

别名	锐齿亚洲海棠、麦氏海棠、台湾海棠、台湾林檎。
科属	蔷薇科，苹果属。
学名	*Malus melliana*（Hand.-Mazz.）Rehder
识别特征	乔木。嫩枝被长柔毛，老枝暗灰褐色或紫褐色。叶片长椭卵形至卵状披针形，边缘有不整齐尖锐锯齿，嫩时两面有白色茸毛，成熟时脱落；叶柄嫩时被茸毛，以后脱落无毛。花序近似伞形，有花 4~5 朵，花梗有白色茸毛；花瓣卵形，基部有短爪，黄白色。果实球形，黄红色。
药用	果实。
性味	性温，味甘、酸、涩。
功能	健脾开胃。
主治	脾虚所致的食积停滞，脘腹胀满，腹痛等症。

白叶莓

别名	刺泡、白叶悬钩子。
科属	蔷薇科，悬钩子属。
学名	*Rubus innominatus* S. Moore
识别特征	灌木。枝拱曲，褐色或红褐色，小枝密被柔毛，疏生钩状皮刺。小叶常 3 枚，顶生小叶卵形或近圆形，边缘常 3 裂或缺刻状浅裂，侧生小叶斜卵状披针形或斜椭圆形，上面疏生平贴柔毛或几无毛，下面密被灰白色茸毛，边缘有不整齐粗锯齿或缺刻状粗重锯齿。总状或圆锥状花序，顶生或腋生；花瓣倒卵形或近圆形，紫红色。果实近球形，橘红色。
药用	叶、根、果实。
性味	性平，味酸。
功能	根：祛风除湿、活血调经；叶：止血解毒；果实：补气益精。抗炎抗过敏，抗癌防癌，排铅，抗衰老。
主治	白血病，脚气病。

锈毛莓

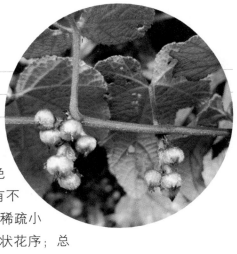

别名	山烟筒子、大叶蛇勒、蛇包勒。
科属	蔷薇科，悬钩子属。
学名	*Rubus reflexus* Ker
识别特征	攀援灌木。枝被锈色茸毛，有稀疏小皮刺。单叶，心状长卵形，上面无毛或沿叶脉疏生柔毛，有明显皱纹，下面密被锈色茸毛，沿叶脉有长柔毛，边缘 3~5 裂，有不整齐的粗锯齿或重锯齿；叶柄被茸毛并有稀疏小皮刺。花数朵团集生于叶腋或成顶生短总状花序；总花梗和花梗密被锈色长柔毛。果实近球形，深红色。
药用	叶、根。
性味	性平，味酸。
功能	根：祛风湿，强筋骨；叶：止血，消炎。
主治	风湿腰痛，跌打损伤，痢疾，腹泻。

红腺悬钩子

别名	牛奶莓、红刺苔、马泡、长果悬钩子。
科属	蔷薇科，悬钩子属。
学名	*Rubus sumatranus* Miq.
识别特征	直立或攀援灌木。小枝、叶轴、叶柄、花梗和花序均被紫红色腺毛、柔毛和皮刺。小叶 5~7 枚，稀 3 枚，卵状披针形至披针形，两面疏生柔毛，沿中脉较密，下面沿中脉有小皮刺，边缘具不整齐的尖锐锯齿。花 3 朵或数朵成伞房状花序，稀单生；花瓣长倒卵形或匙状，白色。果实长圆形，橘红色，无毛。
药用	根。
性味	性寒，味苦。
功能	清热解毒，开胃，利水。
主治	产后寒热腹痛，食欲不振，水肿，中耳炎。

红果树

别名	斯脱兰威木、柳叶红果树。
科属	蔷薇科，红果树属。
学名	*Stranvaesia davidiana* Dcne.
识别特征	灌木或小乔木。小枝幼时密被长柔毛，逐渐脱落，当年枝条紫褐色，老枝灰褐色，有稀疏不明显皮孔；冬芽长卵形，红褐色。叶片长圆形或倒披针形，全缘，上面中脉下陷，沿中脉被灰褐色柔毛，下面中脉凸起，侧脉 8~16 对，不明显，沿中脉有稀疏柔毛；叶柄被柔毛，逐渐脱落。复伞房花序；总花梗和花梗均被柔毛。果实近球形，橘红色。
药用	果实。
性味	性微温，味微酸、甘。
功能	消食健胃，活血化瘀，收敛止痢。
主治	儿童消化不良，积食，心血管疾病，产后小腹痛，恶露不尽。

阔荚合欢

别名	大叶合欢。
科属	豆科，合欢属。
学名	*Albizia lebbeck*（L.）Benth.
识别特征	落叶乔木。树皮粗糙；嫩枝密被短柔毛，老枝无毛。二回羽状复叶；总叶柄近基部及叶轴上羽片着生处均有腺体；叶轴被短柔毛或无毛；羽片 2~4 对；小叶 4~8 对，长椭圆形或略斜的长椭圆形，先端圆钝或微凹，两面无毛或下面疏被微柔毛，中脉略偏于上缘。头状花序花；总花梗一至数个聚生于叶腋。荚果带状。
药用	树皮。
性味	性平，味甘。
功能	消肿止痛。
主治	跌打损伤，瘀血青紫，肿胀，疼痛。

羊蹄甲

别名	紫花羊蹄甲、玲甲花。
科属	豆科，羊蹄甲属。
学名	*Bauhinia purpurea* L.
识别特征	乔木或直立灌木。树皮厚，近光滑，灰色至暗褐色；枝初时略被毛，毛渐脱落，叶硬纸质，近圆形，先端分裂达叶长的 1/3~1/2，两面无毛或下面薄被微柔毛；基出脉 9~11 条。总状花序侧生或顶生，少花，有时 2~4 个生于枝顶而成复总状花序，被褐色绢毛。荚果带状，扁平，略呈弯镰状，成熟时开裂，木质的果瓣扭曲将种子弹出。
药用	根、树皮、叶及花。
性味	性微凉，味微涩。
功能	止血，健脾。
主治	咯血，消化不良。

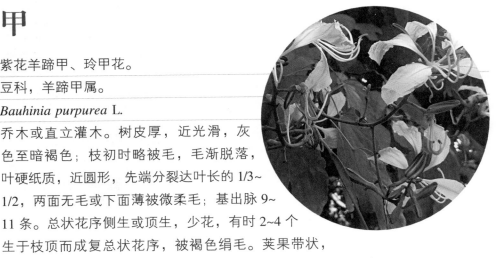

喙荚云实

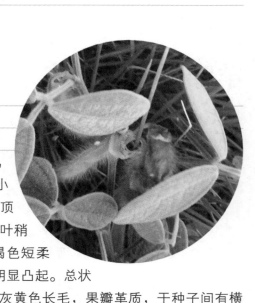

别名	南蛇簕。
科属	豆科，云实属。
学名	*Caesalpinia minax* Hance
识别特征	有刺藤本，被短柔毛。二回羽状复叶，托叶锥状而硬，羽片 5~8 对，小叶 6~12 对，椭圆形或长圆形，两面沿中脉被短柔毛。总状花序或圆锥花序顶生，苞片卵状披针形，密生黄色茸毛，花瓣 5 枚，白色，有紫色斑点，倒卵形，外面和边缘有毛。荚果长圆形，先端圆钝而有喙，果瓣表面密生针状刺，有种子 4~8 颗。
药用	根、嫩茎叶、种子。
性味	性寒，味苦。
功能	散瘀，止痛，清热，祛湿。
主治	哕逆，痢疾，淋浊，尿血，跌打损伤。

蔓草虫豆

别名	虫豆、白蔓草虫豆。
科属	豆科，木豆属。
学名	*Cajanus scarabaeoides* (L.) Thouars
识别特征	蔓生或缠绕状草质藤本。茎具细纵棱，多少被红褐色或灰褐色短茸毛。羽状 3 小叶，纸质或近革质，下面有腺状斑点，顶生小叶椭圆形至倒卵状椭圆形，侧生小叶稍小，斜椭圆形至斜倒卵形，两面薄被褐色短柔毛，但下面较密，基出脉 3，在下面脉明显凸起。总状花序腋生。荚果长圆形，密被红褐色或灰黄色长毛，果瓣革质，于种子间有横缢线。
药用	叶。
性味	性温，味甘、辛、淡。
功能	解暑利尿，止血生肌。
主治	伤风感冒，风湿水肿；外治外伤出血。

翅荚决明

别名	翅果决明、有翅决明、翅荚槐。
科属	豆科，决明属。
学名	*Cassia alata* L.
识别特征	直立灌木。枝粗壮，绿色。在靠腹面的叶柄和叶轴上有两条纵棱，有狭翅；小叶6~12对，薄革质，倒卵状长圆形或长圆形，下面叶脉明显凸起。花序顶生和腋生；花瓣黄色，有明显的紫色脉纹。荚果长带状，每果瓣的中央顶部有直贯至基部的翅，翅纸质，具圆钝齿。
药用	种子、叶子、枝。
性味	性微寒，味甘、苦。
功能	清肝明目，润肠通便。可用作缓泻剂，种子有驱蛔虫之效。
主治	神经性皮炎，牛皮癣，疱疹，皮肤瘙痒，便秘。

腊肠树

别名	猪肠豆、阿勃勒、波斯皂荚、牛角树、阿里勃勒、大解树。
科属	豆科，决明属。
学名	*Cassia fistula* L.
识别特征	落叶小乔木或中等乔木，枝细长，树皮幼时光滑，灰色，老时粗糙，暗褐色。有小叶3~4对，对生，薄革质，阔卵形、卵形或长圆形，边全缘，幼嫩时两面被微柔毛，老时无毛，叶脉纤细，两面均明显。总状花序，花与叶同时开放，花瓣黄色，倒卵形。荚果圆柱形，黑褐色，不开裂，有3条槽纹。
药用	果实。
性味	性凉，味甘、微辛。
功能	清肝热，解毒，消肿，攻下。
主治	肝炎，肝中毒，便秘，四肢肿胀。

含羞草决明

别名	还瞳子、黄瓜香、梦草、山扁豆。
科属	豆科，决明属。
学名	*Cassia mimosoides* Linn.
识别特征	亚灌木状草本，枝条纤细，被微柔毛。在叶柄的上端、最下一对小叶的下方有圆盘状腺体 1 枚，小叶 20~50 对，线状镰形，两侧不对称，中脉靠近叶的上缘。花序腋生，一或数朵聚生不等，花瓣黄色。荚果镰形，扁平。
药用	全株。
性味	性平，味甘、微苦。
功能	清热解毒，利尿，通便。
主治	肾炎水肿，口渴，咳嗽痰多，习惯性便秘，毒蛇咬伤。

望江南

别名	黎茶、羊角豆、狗屎豆、野扁豆、茳芒决明。
科属	豆科，决明属。
学名	*Cassia occidentalis* (Linnaeus) Link.
识别特征	亚灌木或灌木，枝带草质，有棱。叶长约 20 厘米，叶柄近基部有大而带褐色、圆锥形的腺体 1 枚，小叶 4~5 对，膜质，卵形至卵状披针形，有小缘毛，小叶柄揉之有腐败气味。花数朵组成伞房状总状花序，腋生和顶生，花瓣黄色。荚果带状镰形，褐色，压扁，边较淡色。
药用	种子、茎、叶。
性味	性寒，味苦。
功能	肃肺，清肝，利尿，通便，解毒消肿。
主治	咳嗽气喘，头痛目赤，小便血淋，大便秘结，痈疮肿毒，蛇虫咬伤。

光萼猪屎豆

别名	南美猪屎豆、光萼野百合、光萼响铃豆、南美响铃豆。
科属	豆科，猪屎豆属。
学名	*Crotalaria trichotoma* Bojer.
识别特征	草本或亚灌木。茎枝具小沟纹，被短柔毛。叶三出，小叶长椭圆形，上面绿色，光滑无毛，下面青灰色，被短柔毛。总状花序顶生，有花 10~20 朵。荚果长圆柱形，幼时被毛，成熟后脱落，果皮常呈黑色，基部残存宿存花丝及花萼。
药用	全株。
性味	性平，味苦、辛。
功能	清热利湿，解毒散结。
主治	痢疾，湿热腹泻，小便淋沥，小儿疳积，乳腺炎。

秧　青

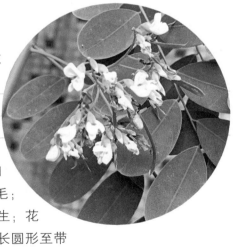

别名	茶丫藤、黄类树、水相思、南岭檀、紫花黄檀、思茅黄檀、南岭黄檀。
科属	豆科，黄檀属。
学名	*Dalbergia assamica* Benth.
识别特征	乔木。羽状复叶，小叶 6~10 对，纸质，长圆形或长圆状椭圆形，先端钝、圆或凹入，两面疏被伏贴短柔毛，上面渐变无毛；细脉纤细密集，两面略隆起。圆锥花序腋生；花冠白色，内面有紫色条纹。荚果阔舌状，长圆形至带状，果瓣革质，部分种子有不显著网纹。
药用	根。
性味	性温，味辛、淡。
功能	祛风解表，理气消积。
主治	风寒头痛，发热，食积饱胀，腹痛。

降 香

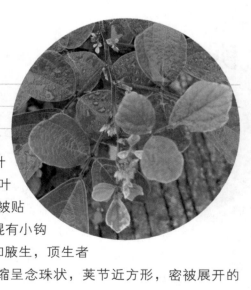

别名	降香黄檀、花梨木、花梨母、降香檀。
科属	豆科，黄檀属。
学名	*Dalbergia odorifera* T. Chen
识别特征	乔木。幼嫩部分、花序及子房略被短柔毛，树皮褐色或淡褐色，粗糙，有纵裂槽纹。小枝有小而密集皮孔。羽状复叶，小叶（3-）4-5（-6）对，近革质，卵形或椭圆形，复叶顶端小叶最大。圆锥花序腋生。荚果舌状长圆形。
药用	树干和根的干燥心材。
性味	性温，味辛。
功能	化瘀止血，理气止痛。
主治	吐血，衄血，外伤出血，肝郁胁痛，胸痹刺痛，跌扑伤痛，呕吐腹痛。

长波叶山蚂蝗

别名	瓦子草、波叶山蚂蝗。
科属	豆科，山蚂蝗属。
学名	*Desmodium sequax* Wall.
识别特征	直立灌木。幼枝和叶柄被锈色柔毛，有时混有小钩状毛。羽状三出复叶，小叶3，纸质，卵状椭圆形或圆菱形，侧生小叶略小，边缘自中部以上呈波状，上面密被贴伏小柔毛或渐无毛，下面被贴伏柔毛并混有小钩状毛，侧脉呈网脉隆起。总状花序顶生和腋生，顶生者通常分枝成圆锥花序。荚果腹背缝线缢缩呈念珠状，荚节近方形，密被展开的褐色小钩状毛。
药用	根。
性味	性平，味苦、涩。
功能	润肺止咳，驱虫。
主治	肺痨咳嗽，盗汗，咳嗽痰喘，蛔虫病。

圆叶野扁豆

别名	假绿豆、小黄藤、家豆薯、罗网藤。
科属	豆科，野扁豆属。
学名	*Dunbaria rotundifolia* (Lour.) Merr.
识别特征	多年生缠绕藤本。茎微被短柔毛。羽状3小叶，纸质，顶生小叶圆菱形，两面微被极短柔毛或近无毛，被黑褐色小腺点，尤以下面较密，侧生小叶稍小，偏斜；基出脉3，小脉略密，网状。花1~2朵腋生；花冠黄色。荚果线状长椭圆形，扁平，略弯，被极短柔毛或近无毛。
药用	全株。
性味	性凉，味淡。
功能	清热解毒，止血生肌。
主治	急慢性肝炎，外伤出血，烧烫伤。

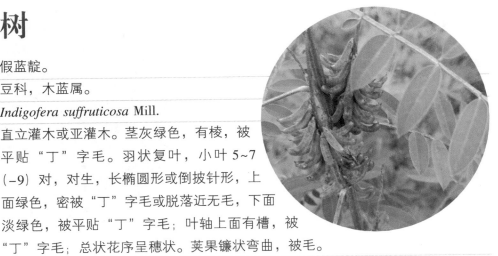

野青树

别名	假蓝靛。
科属	豆科，木蓝属。
学名	*Indigofera suffruticosa* Mill.
识别特征	直立灌木或亚灌木。茎灰绿色，有棱，被平贴"丁"字毛。羽状复叶，小叶5~7（-9）对，对生，长椭圆形或倒披针形，上面绿色，密被"丁"字毛或脱落近无毛，下面淡绿色，被平贴"丁"字毛；叶轴上面有槽，被"丁"字毛；总状花序呈穗状。荚果镰状弯曲，被毛。
药用	茎叶及种子。
性味	性凉，味微苦，有毒。
功能	解表清热，燥湿解毒。
主治	风热感冒，湿疹，皮炎。

毛排钱树

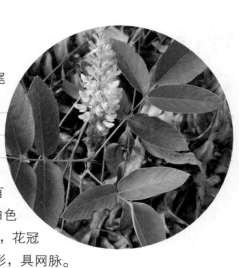

别名	连里尾树、毛排钱草、鳞狸鳞。
科属	豆科，排钱树属。
学名	*Phyllodium elegans*（Lour.）Desv.
识别特征	灌木。茎、枝和叶柄均密被黄色茸毛。小叶革质，顶生小叶卵形、椭圆形至倒卵形，侧生小叶斜卵形，两面均密被茸毛，下面尤密；侧脉每边9~10条，直达叶缘。花通常4~9朵组成伞形花序生于叶状苞片内，叶状苞片排列成总状圆锥花序状，顶生或侧生，苞片与总轴均密被黄色茸毛。
药用	全株。
性味	性平，味淡、涩，有小毒。
功能	清热利湿，活血祛瘀，软坚散结。
主治	感冒发热，疟疾，肝炎，肝硬化腹水，血吸虫病，肝脾肿大，风湿疼痛，跌打损伤，陈旧性肌肉劳损等症。

猫尾草

别名	布狗尾、猫尾射、牛春花、土狗尾、兔尾草、虎尾轮。
科属	豆科，狸尾豆属。
学名	*Uraria crinita*（L.）Desv. ex DC.
识别特征	亚灌木。茎被灰色短毛。叶为奇数羽状复叶，茎下部小叶通常为3，上部为5，少有为7，托叶边缘有灰白色缘毛，叶柄被灰白色短柔毛。总状花序顶生，密被灰白色长硬毛，花冠紫色。荚果略被短柔毛，荚节2~4，椭圆形，具网脉。
药用	全株。
性味	性凉，味淡。
功能	止血，解热，杀虫。
主治	吐血，尿血，刀伤，出血，感冒，丝虫病，疟疾。

细柄蕈树

别名	细柄阿丁枫、细齿蕈树。
科属	金缕梅科，蕈树属。
学名	*Altingia gracilipes* Hemsl.
识别特征	花单性，雌雄同株，雄花无花被，排成穗状花序，生于枝顶，长达 6 厘米。雌花排列成头状花序，有花 5~6 朵，无花瓣，花序梗长约 2 厘米，单生或簇生枝顶。果序头状，直径 1.5~2 厘米，有蒴果 5~6 枚，木质，蒴果室间开裂，种子多数，顶端具翅的为孕育种子，无翅的为不孕种子。
药用	树脂。
性味	性温，味辛。
功能	芳香开窍，止痛。
主治	中风痰厥、猝然昏倒的寒闭症，胸腹冷痛满闷。

桤　木

别名	水冬瓜树、水青风、桤蒿。
科属	桦木科，桤木属。
学名	*Alnus cremastogyne* Burk.
识别特征	乔木。树皮灰色，平滑，芽具柄，有 2 枚芽鳞。叶顶端骤尖或锐尖，边缘具不明显而稀疏的钝齿，上面疏生腺点，幼时疏被长柔毛，下面密生腺点，几无毛，脉间有时具簇生的髯毛，侧脉 8~10 对，叶柄很少于幼时具淡黄色短柔毛。雄花序单生。果序单生于叶腋，果苞木质，长 4~5 毫米，顶端具 5 枚浅裂片。小坚果卵形，膜质翅宽仅为果的 1/2。
药用	叶片、嫩芽。
性味	性凉，味苦、涩。
功能	清热凉血。
主治	鼻衄，肠炎，痢疾。

光叶山黄麻

别名 滑朗树、麻木、双思草、荼木、细叶麻木。

科属 榆科，山黄麻属。

学名 *Trema cannabina* Lour.

识别特征 灌木或小乔木。当年生枝呈锈褐色或红褐色。叶互生，叶柄长 3~9 毫米，叶片卵形、卵状披针形或椭圆状披针形，长 4~12 厘米，宽 1.5~5 厘米，上面平滑、无毛，细微粗糙，下面通常无毛，稀有疏毛，边缘具锯齿，具明显 3 出脉，侧脉 3~4 对。聚伞花序常成腋生。核果卵圆形或近球形，具短柄。

药用 根皮、全株。

性味 性平，味酸、甘。

功能 健脾利水，化瘀生新。

主治 水泻，流感，毒蛇咬伤，筋骨折伤。

构 棘

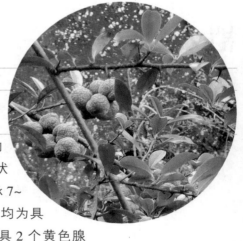

别名 葨芝、黄桑木、柘根、拉牛入石、穿破石。

科属 桑科，柘属。

学名 *Cudrania cochinchinensis*（Lour.）Kudo et Masam.

识别特征 直立或攀援状灌木，枝具粗壮弯曲无叶的腋生刺，刺长约 1 厘米。叶革质，椭圆状披针形或长圆形，全缘，两面无毛，侧脉 7~10 对，叶柄长约 1 厘米。花雌雄异株，均为具苞片的球形头状花序，苞片锥形，内面具 2 个黄色腺体，苞片常附着于花被片上。聚合果肉质，直径 2~5 厘米，表面微被毛，成熟时橙红色，核果卵圆形，成熟时褐色，光滑。

药用 茎皮及根皮。

性味 性凉，味淡、微苦。

功能 祛风利湿，活血通经。

主治 风湿关节疼痛，黄疸，淋浊，鼓胀，闭经，劳伤咳血，跌打损伤，疔疮痈肿。

绿黄葛树

别名	黄葛榕、大叶榕、黄桷树、黄葛树。
科属	桑科，榕属。
学名	*Ficus virens* Aiton
识别特征	落叶或半落叶乔木，幼时附生。叶薄革质或皮纸质，卵状披针形至椭圆形，全缘，基生叶脉短，侧脉 7~10 对，背面凸起，网脉稍明显。榕果单生或成对腋生或簇生于已落叶枝叶腋，成熟时紫红色。瘦果表面有皱纹。
药用	老树皮、根、叶。
性味	皮：性温，味苦、酸；根：性凉，味微辛；叶：性平，味涩。
功能	祛风除湿，清热解毒，消肿止痛。
主治	根：风湿骨痛，感冒，扁桃体炎，眼结膜炎；叶：外治跌打肿痛。

野线麻

别名	长穗苎麻、大叶苎麻。
科属	荨麻科，苎麻属。
学名	*Boehmeria japonica* （Linnaeus f.）Miquel
识别特征	多年生草本。基部圆形，上部四棱形，被白色短伏毛。叶对生，坚纸质，宽卵形或近圆形，长 7~16 厘米，宽 5~12 厘米，先端长渐失或不明显三骤尖，边缘生粗锯齿，上部的齿常重出，上面粗糙，生短糙伏毛，下面沿网脉生短柔毛。穗状花序腋生，雄花序位于雌花序之下，雌花序长达 20 厘米，雌花簇密集，直径约 3.5 毫米。瘦果狭倒卵形，被白皮细毛，上部较密。
药用	根或全株。
性味	性平，味辛、微苦。
功能	祛风止痒，解毒利湿。
主治	皮肤瘙痒，湿毒疱疹，关节炎。

鳞片水麻

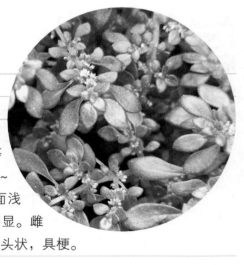

别名	大血吉、野苎麻、山苎麻、山草麻、山野麻。
科属	荨麻科，水麻属。
学名	*Debregeasia squamata* King ex Hook. f.
识别特征	叶薄纸质，卵形或心形，边缘具齿，上面暗绿色，疏生伏毛，下面灰绿色，脉网内被一层薄的短毡毛，脉上有短柔毛，钟乳体点状，基出脉 3 条，基侧出 2 脉弧曲，侧脉常 3 对，外向二级脉 8~10 条，在近边缘相互网结，并伸达齿尖，各级脉在下面均隆起。花序雌雄同株，2~3 回二歧分枝，多数雌花和少数雄花组成团伞花簇。瘦果浆果状，橙红色，干时呈铁锈色。
药用	全株。
性味	性凉，味甘、微苦。
功能	止血，活血。
主治	外伤出血，跌打伤痛。

小叶冷水花

别名	透明草。
科属	荨麻科，冷水花属。
学名	*Pilea microphylla*（L.）Liebm.
识别特征	纤细小草本。茎肉质，干时常变蓝绿色，密布条形钟乳体。叶很小，同对的不等大，倒卵形至匙形，长 3~7 毫米，宽 1.5~3 毫米，全缘，稍反曲，上面绿色，下面浅绿色，叶脉羽状，中脉稍明显，侧脉不明显。雌雄同株，有时同序，聚伞花序密集，呈近头状，具梗。
药用	全株。
性味	性凉，味淡、涩。
功能	清热解毒。
主治	痈疮肿毒，无名肿毒；外治烧烫伤。

雾水葛

别名	地消散、脓见消、吸脓膏、田薯、石薯、水麻秧、拔脓膏、山参、糯米草。
科属	荨麻科，雾水葛属。
学名	*Pouzolzia zeylanica*（L.）Benn.
识别特征	多年生草本。叶对生，草质，卵形或宽卵形，长 1.2~3.8 厘米，宽 0.8~2.6 厘米，全缘，两面有疏伏毛，或有时下面的毛较密，侧脉 1 对。团伞花序通常两性。雄花有短梗：花被片 4，狭长圆形或长圆状倒披针形。雌花：花被椭圆形或近菱形，顶端有 2 小齿，外面密被柔毛，果期呈菱状卵形。
药用	带根全株。
性味	性寒，味甘、淡。
功能	清热解毒，清肿排脓，利水通淋。
主治	疮疡痈疽，乳痈，风火牙痛，痢疾，腹泻，小便淋痛，白浊。

无刺枸骨

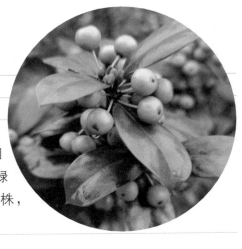

别名	无。
科属	冬青科，冬青属。
学名	*Ilex cornuta* Lindl. ex Paxt.
识别特征	常绿灌木或小乔木，无主干，基部以上开叉分枝，枝繁叶茂。叶硬革质，椭圆形，基部楔形全缘，叶尖为骤尖，叶面绿色，有光泽，叶互生。花单性，雌雄异株，伞状花序，花米色。核果球形。
药用	叶、果实、根。
性味	性凉，叶微苦。
功能	养阴清热，补益肝肾。
主治	肺结核咯血，肝肾阴虚，头晕耳鸣，腰膝酸痛，风湿痛，白带过多，慢性腹泻，黄疸型肝炎。

青江藤

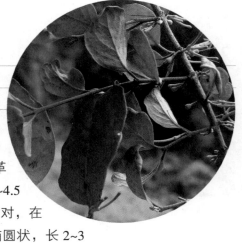

别名	野茶藤、黄果藤。
科属	卫矛科，南蛇藤属。
学名	*Celastrus hindsii* Benth.
识别特征	常绿藤本。小枝紫色，皮孔较稀少。叶纸质或革质，椭圆形或披针形，边缘具疏锯齿，侧脉 5~7 对，侧脉间小脉密而平行，呈横格状，两面均凸起。顶生聚伞圆锥花序，腋生花序近具 1~3 花，稀成短小聚伞圆锥状。花淡绿色，小花梗长 4~5 毫米，关节在中部偏上；花瓣长方形，边缘具细短缘毛。果实近球状或稍窄，幼果顶端具明显宿存花柱。
药用	根、藤、叶、果。
性味	性平，味辛、苦。
功能	通经，利尿。
主治	经闭，小便不利。

桑寄生

别名	寄生、桑上寄生。
科属	桑寄生科，钝果寄生属。
学名	*Taxillus sutchuenensis*（Lecomte）Danser
识别特征	灌木。嫩枝、叶密被褐色或红褐色星状毛，有时具散生叠生星状毛，小枝黑色，无毛，具散生皮孔。叶近对生或互生，革质，卵形、椭圆形，长 5~8 厘米，宽 3~4.5 厘米，上面无毛，下面被茸毛；侧脉 4~5 对，在叶上面明显。总状花序；花红色，花托椭圆状，长 2~3 毫米，花冠花蕾时管状，裂片 4 枚。果椭圆状，黄绿色，果皮具颗粒状体，被疏毛。
药用	枝叶。
性味	性平，味苦、甘。
功能	祛风湿，补肝肾，强筋骨，安胎元。
主治	风湿痹痛，腰膝酸软，筋骨无力，崩漏经多，妊娠漏血，胎动不安，头晕目眩。

蔓胡颓子

别名	藤胡颓子、抱君子。
科属	胡颓子科，胡颓子属。
学名	*Elaeagnus glabra* Thunb.
识别特征	常绿蔓生或攀援灌木，无刺，稀具刺。叶革质或薄革质，卵形或椭圆形，顶端渐尖，全缘，微反卷，上面幼时具褐色鳞片，深绿色，具光泽，下面灰绿色或铜绿色，被褐色鳞片，侧脉 6~8 对，上面明显或微凹下，下面凸起。花淡白色，下垂，密被银白色和散生少数褐色鳞片。果实矩圆形，稍有汁，被锈色鳞片，成熟时红色。
药用	果实。
性味	性平，味酸。
功能	收敛止泻，止痢。
主治	肠炎，腹泻，痢疾。

显齿蛇葡萄

别名	显茶、茅岩莓茶、甘露茶、神仙草、藤茶。
科属	葡萄科，蛇葡萄属。
学名	*Ampelopsis grossedentata*（Hand. –Mazz.）W. T. Wang
识别特征	木质藤本。小枝圆柱形，有显著纵棱纹，无毛。卷须 2 叉分枝，相隔 2 节间断与叶对生。1~2 回羽状复叶，2 回羽状复叶者基部一对为 3 小叶，小叶卵圆形、椭圆形，边缘每侧有 2~5 个锯齿，上面绿色，下面浅绿色，侧脉 3~5 对。伞房状多歧聚伞花序，与叶对生，花瓣 5 枚，卵椭圆形，雄蕊 5 枚。
药用	干燥嫩枝叶。
性味	性凉，味甘、淡。
功能	清热解毒，祛风湿，强筋骨。
主治	感冒发热，咽喉肿痛，黄疸型肝炎等症。

白粉藤

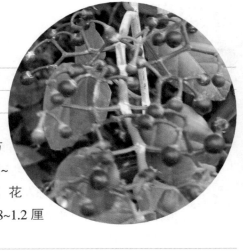

别名	栎叶粉藤。
科属	葡萄科，白粉藤属。
学名	*Cissus repens* Lam.
识别特征	草质藤本。小枝圆柱形，有纵棱纹，常被白粉，无毛。卷须 2 叉分枝，相隔 2 节间断与叶对生。叶心状卵圆形，基出脉 3~5 条，中脉有侧脉 3~4 对，网脉不明显。花序顶生或与叶对生。果实倒卵圆形，长 0.8~1.2 厘米，宽 0.4~0.8 厘米，有种子一颗。
药用	根、藤茎。
性味	根：性平，味淡、微辛；藤茎：性寒，味苦。
功能	化痰散结，消肿解毒，祛风活络。
主治	颈淋巴结结核，扭伤骨折，腰肌劳损，风湿骨痛，坐骨神经痛，疮疡肿毒，毒蛇咬伤，小儿湿疹。

柠 檬

别名	西柠檬、洋柠檬。
科属	芸香科，柑橘属。
学名	*Citrus limon*（L.）Burm. f.
识别特征	常绿灌木，具硬刺。叶互生，长圆形至椭圆状长圆形，先端短锐尖或钝，边缘有钝锯齿，叶柄短，有狭翼，顶端有节。花单生或簇生于叶腋，花瓣 5 枚，条状长圆形，下部渐狭，外面淡紫色，内面白色。柑果近圆形，先端有不发育的乳头状凸起，长约 4.5 厘米，宽约 5 厘米，黄色至朱红色，皮薄易剥，且有黏土味，瓢囊 8~10 瓣，味极酸。
药用	果、根。
性味	性平，味酸、甘。
功能	化痰止咳，生津，健脾。
主治	支气管炎，百日咳，维生素 C 缺乏症，中暑烦渴，食欲不振，怀孕妇女胃气不和，纳减，嗳气等症。

柚

别名	文旦、大麦柑、橙子、文旦柚。
科属	芸香科，柑橘属。
学名	*Citrus maxima*（Burm.）Merr.
识别特征	乔木。嫩枝、叶背、花梗、花萼及子房均被柔毛，嫩叶常暗紫红色，嫩枝扁且有棱。叶质颇厚，阔卵形或椭圆形，连翼叶长 9~16 厘米，宽 4~8 厘米。总状花序，偶见腋生单花，花蕾淡紫红色，稀乳白色。果圆球形、扁圆形，梨形或阔圆锥状。
药用	果实。
性味	性寒，味甘、酸。
功能	消食，化痰，醒酒。
主治	饮食积滞，食欲不振，醉酒。

佛手

别名	十指柑、五指柑、五指香橼、蜜萝柑、飞穰、佛手柑。
科属	芸香科，柑橘属。
学名	*Citrus medica* L. var. *sarcodactylis* Swingle
识别特征	香橼的变种之一，不规则分枝的灌木或小乔木。新生嫩枝、芽及花蕾均暗紫红色，茎枝多刺，刺长 4 厘米。单叶，稀兼有单身复叶，则有关节，但无翼叶，叶片椭圆形或卵状椭圆形，有浅钝裂齿。总状花序，有时兼有腋生单花。子房在果的发育过程中成为手指状肉条。果皮淡黄色，粗糙，果皮甚厚，内皮白色或略淡黄色，棉质，松软。
药用	根、茎、叶、花、果。
性味	性温，味辛、苦、甘。
功能	疏肝理气，和中止痛，化痰止咳。
主治	肝郁气滞，胸闷胁痛，肝胃不和，脘腹胀痛，嗳气呕吐，泻痢后重，咳嗽痰多。

棟叶吴萸

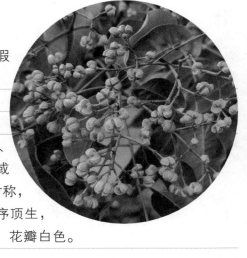

别名	山漆、山苦楝、檫树、贼仔树、鹤木、假茶辣。
科属	芸香科,吴茱萸属。
学名	*Evodia glabrifolia*(Champ. ex Benth.)Huang
识别特征	树皮灰白色,不开裂,密生圆或扁圆形、略凸起的皮孔。小叶 7~11 片,很少 5 片或更多,小叶斜卵状披针形,两侧明显不对称,叶背灰绿色,叶缘有细钝齿或全缘。花序顶生,萼片及花瓣均 5 片,很少同时有 4 片的,花瓣白色。
药用	根、果实。
性味	性温,味辛。
功能	温中散寒,行气止痛。
主治	胃脘痛,腹胀,头痛。

金　柑

别名	山金橘、金橘、公孙橘、牛奶柑、长寿金柑、罗浮、圆金橘。
科属	芸香科,柑橘属。
学名	*Fortunella japonica*（Thunb.）Swingle
识别特征	常绿灌木,枝有刺。小叶椭圆形或披针形,长 4~8 厘米,宽 1.5~3.5 厘米;叶柄长 6~10 毫米,稀较长,翼叶狭至明显。花单朵或 2~3 朵簇生,长稀超过 6 毫米。果圆球形,横径 1.5~2.5 厘米,果皮橙黄至橙红色,厚 1.5~2 毫米,味甜,油胞平坦或稍凸起,果肉酸或略甜。
药用	果实。
性味	性温,味辛、甘、酸。
功能	行气解郁,生津消食,化痰利咽,醒酒。
主治	胸闷郁结,食欲不振,醉酒口渴,伤食过饱,急慢性支气管炎,肝炎,胆囊炎,高血压,血管硬化。

簕欓花椒

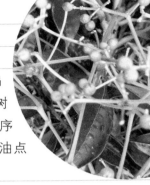

别名 簕欓。

科属 芸香科，花椒属。

学名 *Zanthoxylum avicennae*（Lam.）DC.

识别特征 落叶乔木。树干有鸡爪状刺，刺基部扁圆而增厚，形似鼓钉，并有环纹，幼龄树的枝叶密生刺，幼苗小叶多达 31 片。花序顶生。分果瓣淡紫红色，顶端无芒尖，油点大且多，微凸起。

药用 根、果实、叶。

性味 性微温，味苦、辛。

功能 祛风利湿，活血止痛。

主治 根：黄疸型肝炎，肾炎水肿，风湿性关节炎；果实：胃痛，腹痛；叶：跌打损伤，腰肌劳损，乳腺炎，疖肿。

砚壳花椒

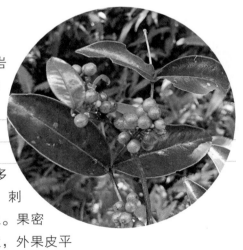

别名 蚬壳花椒、钻山虎、单面针、铁杆椒、岩花椒、白皮两面针、麻疯刺、山枇杷、白三百棒、九百锤、山椒根、单面虎。

科属 芸香科，花椒属。

学名 *Zanthoxylum dissitum* Hemsl.

识别特征 攀援藤本。老茎皮灰白色，枝干上的刺多劲直，叶轴及小叶中脉上的刺向下弯钩，刺褐红色。小叶 5~9 片，稀 3 片，花序腋生。果密集于果序上，棕色，外果皮比内果皮宽大，外果皮平滑，边缘较薄。

药用 根、茎。

性味 性温，味辛、苦。

功能 祛风止痛，理气化痰，活血散瘀。

主治 多类痛症及跌打扭伤。

楝

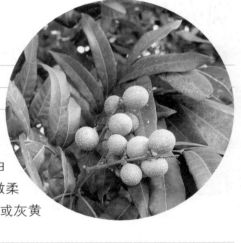

别名	苦楝树、金铃子、川楝子、森树、紫花树、楝树、苦楝、川楝。
科属	楝科，楝属。
学名	*Melia azedarach* L.
识别特征	落叶乔木。树皮灰褐色，纵裂。小枝有叶痕。2~3 回奇数羽状复叶，小叶对生，卵形、椭圆形至披针形，顶生一片略大，有钝锯齿，幼时被星状毛，后两面均无毛，侧脉每边 12~16 条。花朵很小，花瓣白中透紫，衰败时渐变白，四下弯曲分散。
药用	种子、树皮。
性味	性寒，味苦，有小毒。
功能	行气止痛，杀虫。
主治	脘腹胁肋疼痛，疝痛，虫积腹痛，头癣，冻疮。

龙 眼

别名	羊眼果树、桂圆、圆眼。
科属	无患子科，龙眼属。
学名	*Dimocarpus longan* Lour.
识别特征	常绿乔木。具板根。小枝散生苍白色皮孔。偶数羽状复叶，互生，薄革质，花序顶生和近枝腋生，密被星状毛，花瓣乳白色，披针形，与萼片近等长，仅外面被微柔毛。果近球形，核果状，不开裂，黄褐色或灰黄色，皮稍粗糙或稍有微凸小瘤体。
药用	肉、叶、花、壳、种子。
性味	性温，味甘、平。
功能	补心脾，益气血，健脾胃，养肌肉。
主治	思虑伤脾，头昏，失眠，心悸怔忡，虚羸，病后或产后体虚，及由于脾虚所致之失血症。

车桑子

别名	明油子、坡柳。
科属	无患子科，车桑子属。
学名	*Dodonaea viscosa* (L.) Jacq.
识别特征	灌木或小乔木。小枝扁，有狭翅或棱角，覆有胶状黏液。单叶，纸质，形状和大小变异很大，线形、线状匙形、线状披针形、倒披针形或长圆形，长5~12厘米，宽0.5~4厘米，全缘或不明显的浅波状，两面有黏液；侧脉多而密。花序顶生或在小枝上部腋生，比叶短，密花，主轴和分枝均有棱角。
药用	全株。
性味	叶：性平，味辛、苦；根：性寒，味苦。
功能	叶：清热渗湿，消肿解毒；根：消肿解毒。
主治	小便淋沥，癃闭，肩部漫肿，疮疡疔疖，会阴部肿毒，烧烫伤，牙痛，风毒流注。

革叶清风藤

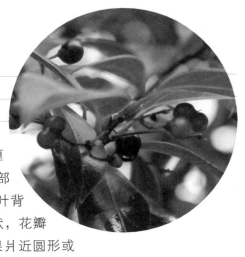

别名	厚叶清风藤。
科属	清风藤科，清风藤属。
学名	*Sabia coriacea* Rehd. et Wils.
识别特征	常绿攀援木质藤本。小枝深褐色。叶革质，长圆形或椭圆形，长3.5~6.5（8）厘米，宽1.5~3厘米，先端尖或渐尖，基部阔楔形或圆形，叶面深绿色，有光泽，叶背淡绿色；侧脉每边4~7条。聚伞花序伞状，花瓣5片，浅绿带紫红色，有5条脉纹。分果爿近圆形或倒卵形，鲜时红色。
药用	茎、叶。
性味	性平，味苦。
功能	祛风湿，通经络，利小便。
主治	风湿痹痛，鹤膝风，水肿，脚气。

黄 杞

别名	黄榉、少叶黄杞。
科属	胡桃科，黄杞属。
学名	*Engelhardtia roxburghiana* Wall.
识别特征	半常绿乔木，被有橙黄色盾状着生的圆形腺体。偶数羽状复叶，小叶 3~5 对，稀同一枝条上有 2 对，近于对生，革质，全缘，侧脉 10~13 对。雌雄同株或稀异株。雌花序 1 条及雄花序数条，长而俯垂，生疏散的花，常形成一顶生的圆锥状花序束，顶端为雌花序，下方为雄花序，或雌雄花序分开则雌花序单独顶生。果实坚果状。
药用	树皮、叶。
性味	树皮：性平，味微苦、辛；叶：性凉，味微苦。
功能	树皮：行气，化湿，导滞；叶：清热止痛。
主治	树皮：脾胃湿滞，胸腹胀闷，湿热泄泻；叶：疝气腹痛，感冒发热。

树 参

别名	胀果木五加、小荷枫、枫荷梨、木五加、半枫荷、胀果树参、圆锥胀果树参。
科属	五加科，树参属。
学名	*Dendropanax dentiger*（Harms）Merr.
识别特征	叶片厚纸质或革质，叶形变异大，不分裂叶片常为椭圆形、披针形，分裂叶片倒三角形，掌状 2~3 深裂或浅裂，稀 5 裂，两面均无毛，全缘，伞形花序顶生，单生或 2~5 个聚生成复伞形花序。果实长圆球形，有 5 棱，每棱又有纵脊 3 条。
药用	根、茎、叶。
性味	性温，味甘、微辛。
功能	祛风除湿，舒筋活络，壮筋骨，活血。
主治	瘫痪，偏头痛，臂丛神经炎，风湿性及类风湿性关节炎，扭伤，痈疖，小儿麻痹后遗症，月经不调。

鹅掌藤

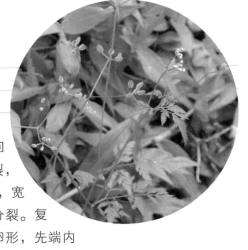

别名	七加皮、招财树。
科属	五加科，鹅掌柴属。
学名	*Schefflera arboricola* Hay.
识别特征	藤状灌木。小枝有不规则纵皱纹。小叶7~9枚，稀5~6枚或10枚，革质，倒卵状长圆形或长圆形，上面深绿色，有光泽，下面灰绿色，全缘，中脉仅在下面隆起，侧脉4~6对，在两面微隆起，小叶柄有狭沟，托叶和叶柄基部合生成鞘状，宿存或与叶柄一起脱落。圆锥花序顶生，花瓣5~6枚，有3脉。果实卵形，有5棱，花盘五角形。
药用	根、茎。
性味	性温，味辛、苦。
功能	行气止痛，活血消肿，辛香走窜，温通血脉。
主治	风湿性关节炎，骨痛骨折，扭伤挫伤，腰腿痛，胃痛和瘫痪等症。

窃　衣

别名	华南鹤虱、水防风。
科属	伞形科，窃衣属。
学名	*Torilis scabra*（Thunb.）DC.
识别特征	一年生或多年生草本。全株有贴生短硬毛。茎有细直纹和刺毛。叶卵形，1~2回羽状分裂，小叶片披针状卵形，羽状深裂，末回裂片披针形至长圆形，长2~10毫米，宽2~5毫米，边缘有条裂状粗齿至缺刻或分裂。复伞形花序顶生和腋生，花瓣白色，倒圆卵形，先端内折，花柱向外反曲。
药用	果实、全株。
性味	性平，味苦、辛。
功能	杀虫止泻，收湿止痒。
主治	虫积腹痛，泻痢，疮疡溃烂，阴痒带下，风湿疹。

吊钟花

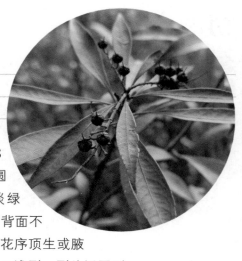

别名	山连召、白鸡烂树、铃儿花。
科属	杜鹃花科，吊钟花属。
学名	*Enkianthus quinqueflorus* Lour.
识别特征	灌木或小乔木。树皮灰黄色。芽鳞边缘具白色茸毛。叶互生，革质，两面无毛，长圆形或倒卵状长圆形，长（3-）5~10 厘米，宽（1-）2~4 厘米，基部渐狭而成短柄，边缘反卷，全缘或稀向顶部疏生细齿，中脉在两面清晰，侧脉 6~7 对；叶柄圆柱形，灰黄色，无毛。伞房花序，从枝顶覆瓦状排列的红色大苞片内生出。蒴果椭圆形，淡黄色，具 5 棱。
药用	花。
性味	性温，味微涩。
功能	祛风除湿，散瘀止痛。
主治	风湿性疼痛，跌打损伤，产后腹痛等症。

马醉木

别名	日本马醉木、梫木。
科属	杜鹃花科，马醉木属。
学名	*Pieris japonica*（Thunb.）D. Don ex G. Don
识别特征	常绿灌木或小乔木。树皮棕褐色。叶片革质，椭圆状披针形或倒披针形，长 3~8 厘米，宽 1~2 厘米，边缘 2/3 以上具细圆齿，稀近于全缘，表面深绿色，背面淡绿色，主脉在两面凸起，侧脉在表面下陷，背面不明显。叶柄腹面有深沟。总状花序或圆锥花序顶生或腋生，簇生于枝顶；花冠白色，坛状，上部 5 浅裂，裂片近圆形。
药用	叶。
性味	性凉，味苦。
功能	杀虫。
主治	疥疮。

鹿角杜鹃

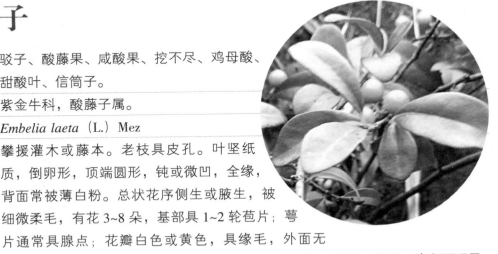

别名	光脚杜鹃、岩杜鹃、西施花。
科属	杜鹃花科，杜鹃属。
学名	*Rhododendron latoucheae* Franch.
识别特征	常绿灌木或小乔木。小枝灰色或淡白色。叶集生枝顶，近于轮生，革质，椭圆形或披针形，长 5~8（~13）厘米，宽 2.5~5.5 厘米，边缘反卷，上面深绿色，下面淡灰白色，中脉和侧脉显著凹陷，下面凸出。花芽边缘具微柔毛或细腺点。花单生枝顶叶腋，枝端具花 1~4 朵；花冠白色或带粉红色，5 深裂。蒴果圆柱形，具纵肋，花柱宿存。
药用	花、叶。
性味	性温，味甘、酸。
功能	疏风行气，止咳祛痰，活血化瘀。
主治	感冒，咳嗽痰多，跌打损伤等症。

酸藤子

别名	驳子、酸藤果、咸酸果、挖不尽、鸡母酸、甜酸叶、信筒子。
科属	紫金牛科，酸藤子属。
学名	*Embelia laeta*（L.）Mez
识别特征	攀援灌木或藤本。老枝具皮孔。叶坚纸质，倒卵形，顶端圆形，钝或微凹，全缘，背面常被薄白粉。总状花序侧生或腋生，被细微柔毛，有花 3~8 朵，基部具 1~2 轮苞片；萼片通常具腺点；花瓣白色或黄色，具缘毛，外面无毛，里面密生乳头状凸起，具腺点。果球形，直径约 5 毫米，光滑，腺点不明显。
药用	根、叶。
性味	性平，味甘、酸。
功能	补血，收敛止血。
主治	血虚，齿龈出血。

密齿酸藤子

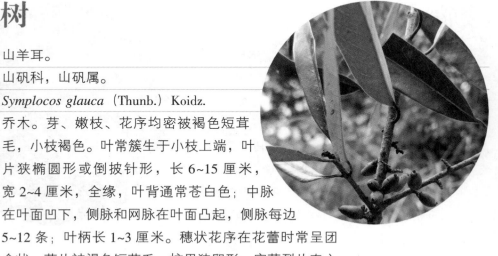

别名	米汤果、打虫果、矩叶酸藤果、断骨藤、马挂花、纽子果、粗糠果、赛山椒、红杨梅、山胡椒、老鸦果。
科属	紫金牛科，酸藤子属。
学名	*Embelia vestita* Roxb.
识别特征	攀援灌木或小乔木。小枝具皮孔。叶片坚纸质，卵形至卵状长圆形，稀椭圆状披针形，长 5~11 厘米，宽 2~3.5 厘米，边缘具细锯齿，稀成重锯齿，叶面中脉下凹明显，背面中、侧脉及细脉均隆起，具两面隆起的腺点，尤以近边缘为多；叶柄两侧微折皱。总状花序腋生，被细茸毛。果球形或略扁，红色，具腺点。
药用	果实。
性味	性平，味苦。
功能	杀虫、消积。
主治	虫积腹痛，蛔虫病，绦虫病。

羊舌树

别名	山羊耳。
科属	山矾科，山矾属。
学名	*Symplocos glauca*（Thunb.）Koidz.
识别特征	乔木。芽、嫩枝、花序均密被褐色短茸毛，小枝褐色。叶常簇生于小枝上端，叶片狭椭圆形或倒披针形，长 6~15 厘米，宽 2~4 厘米，全缘，叶背通常苍白色；中脉在叶面凹下，侧脉和网脉在叶面凸起，侧脉每边 5~12 条；叶柄长 1~3 厘米。穗状花序在花蕾时常呈团伞状；苞片被褐色短茸毛。核果狭卵形，宿萼裂片直立。
药用	树皮。
性味	性凉，味辛。
功能	清热解毒。
主治	感冒头痛，口燥，身热。

白花甘蓝

别名	芥兰、白花芥兰、白花芥蓝、芥蓝。
科属	十字花科，芸薹属。
学名	*Brassica alboglabra* L. H. Baily
识别特征	一年生草本，高 30~40 厘米，无毛，具粉霜；茎直立，有分枝。基生叶卵形，边缘有微小不整齐裂齿，不裂或基部有小裂片，叶柄长 3~7 厘米；茎生叶卵形或圆卵形，边缘波状或有不整齐尖锐齿，基部耳状，沿叶柄下延，有少数显著裂片；茎上部叶长圆形，顶端圆钝，不裂，边缘有粗齿，不下延或有显著叶柄。
药用	花薹、嫩茎叶。
性味	性凉，味甘、辛。
功能	解毒利咽，顺气化痰，平喘，预防白喉。
主治	风热感冒，咽喉痛，气喘。

青　菜

别名	小白菜、塌菜、塌菜、塌棵菜、塌地松、黑菜、乌塌菜、油菜、小油菜、菜薹。
科属	十字花科，芸薹属。
学名	*Brassica rapa* var. *chinensis*（Linnaeus）Kitamura
识别特征	植株直立，茎半木质化，稍被细毛，叶腋抽生侧枝。单叶互生，卵圆形或长椭圆形，叶长 2~6 厘米，宽 1~2.5 厘米，叶缘具粗锯齿或二回羽状深裂，表面绿色，背面淡绿色，叶脉上具稀疏的细毛，叶基稍收缩成叶柄，具窄翼。舌状花和管状花同生于一个花序，黄色，典型的菊科头状花序，着生于枝顶。
药用	嫩茎叶。
性味	性微寒，味甘。
功能	散血，消肿。
主治	劳伤吐血，血痢，丹毒，热毒，豌豆疮，乳痈等症。

清香藤

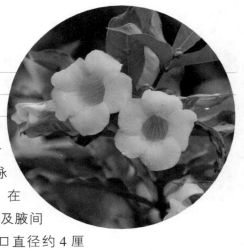

别名	光清香藤。
科属	木犀科，素馨属。
学名	*Jasminum lanceolarium* Roxb.
识别特征	大型攀援灌木。叶对生或近对生，三出复叶，小叶片椭圆形、长圆形、卵圆形、卵形或披针形，稀近圆形；叶柄具沟，沟内常被微柔毛。复聚伞花序常排列成圆锥状，顶生或腋生，有花多朵，密集。果球形或椭圆形。
药用	根、茎。
性味	性平，味苦、辛。
功能	祛风除湿，凉血解毒。
主治	风湿痹痛，跌打损伤，头痛，外伤出血，无名毒疮，蛇伤。

黄　蝉

别名	黄兰蝉。
科属	夹竹桃科，黄蝉属。
学名	*Allemanda neriifolia* Hook.
识别特征	灌木，具乳汁；枝条灰白色。叶 3~5 枚轮生，全缘，椭圆形或倒卵状长圆形，叶面深绿色，叶背浅绿色，叶背中脉和侧脉被短柔毛，其余无毛；叶脉在叶面扁平，在叶背凸起，侧脉每边 7~12 条；叶柄基部及腋间具腺体。聚伞花序顶生；花橙黄色，张口直径约 4 厘米；花萼深 5 裂；花冠漏斗状，内面具红褐色条纹，花冠下部圆筒状。蒴果球形，具长刺。
药用	全株。
性味	性寒，味苦，有毒。
功能	消肿，杀虫。
主治	蛇虫咬伤，红肿疼痛。

山 橙

别名	屈头鸡、山大哥。
科属	夹竹桃科，山橙属。
学名	*Melodinus suaveolens*（Hance）Champ. ex Benth.
识别特征	攀援木质藤本，具乳汁。小枝褐色。叶近革质，椭圆形或卵圆形。聚伞花序顶生和腋生；花蕾顶端圆形或钝；花白色；花萼被微毛，边缘膜质；花冠筒外披微毛，裂片约为花冠筒的1/2，或与之等长，上部向一边扩大成镰刀状或斧形，具双齿；副花冠钟状或筒状，顶端成5裂片，伸出花冠喉外。浆果球形，顶端具钝头，成熟时橙黄色或橙红色。
药用	果实。
性味	性平，味苦，有小毒。
功能	行气，止痛，除湿，杀虫。
主治	胃气痛，膈症，疝气，瘰疬，皮肤热毒，湿癣疥癞。

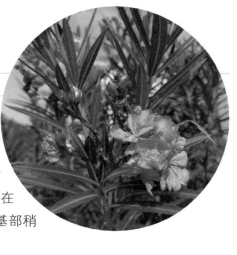

夹竹桃

别名	红花夹竹桃、欧洲夹竹桃。
科属	夹竹桃科，夹竹桃属。
学名	*Nerium oleander* L.
识别特征	常绿直立大灌木，枝条灰绿色，嫩枝条具棱。叶3~4枚轮生，下枝为对生，窄披针形，叶缘反卷，叶面深绿，无毛，叶背浅绿色，多数有洼点；中脉在叶面陷入，在叶背凸起，密生而平行，直达叶缘；叶柄基部稍宽，内具腺体。聚伞花序顶生。
药用	叶。
性味	性寒，味苦，有大毒。
功能	强心利尿，祛痰定喘，镇痛，祛瘀。
主治	心脏病，心力衰竭，跌打肿痛，血瘀经闭，喘咳，癫痫。

黄花夹竹桃

别名	黄花状元竹、酒杯花、柳木子。
科属	夹竹桃科，黄花夹竹桃属。
学名	*Thevetia peruviana*（Pers.）K. Schum.
识别特征	乔木，具丰富乳汁。树皮棕褐色，皮孔明显。叶互生，近革质，无柄，线形或线状披针形，两端长尖，长 10~15 厘米，宽 5~12 毫米，全缘，边稍背卷；中脉在叶面下陷，在叶背凸起，侧脉两面不明显。花大，黄色，具香味，顶生聚伞花序，长 5~9 厘米；花梗长 2~4 厘米；花萼 5 裂；花冠漏斗状。核果扁三角状球形。
药用	叶、种子。
性味	性温，味辛、苦。
功能	强心，利尿消肿。
主治	各种心脏病引起的心力衰竭，阵发性室上性心动过速，阵发性心房纤颤。

匙羹藤

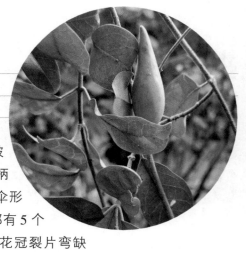

别名	武靴藤、蛇天角。
科属	萝藦科，匙羹藤属。
学名	*Gymnema sylvestre*（Retz.）Schult.
识别特征	木质藤本，具乳汁。茎皮灰褐色，具皮孔。叶倒卵形或卵状长圆形，仅叶脉上被微毛；侧脉每边 4~5 条，弯拱上升；叶柄被短柔毛，顶端具丛生腺体。聚伞花序伞形状，腋生；花小，绿白色；花萼内面基部有 5 个腺；花冠绿白色，钟状；副花冠着生于花冠裂片弯缺下，厚而成硬条带。蓇葖卵状披针形，长 5~9 厘米，基部膨大，顶部渐尖，外果皮硬。
药用	根、全株。
性味	性凉，味微苦。
功能	祛风止痛，解毒消肿。
主治	风湿痹痛，咽喉肿痛，瘰疬，乳痈，疮疥，湿疹，无名肿毒，毒蛇咬伤。

风箱树

别名	马烟树、水杨梅。
科属	茜草科，风箱树属。
学名	*Cephalanthus occidentalis* DC.
识别特征	落叶灌木或小乔木。嫩枝近四棱柱形，被短柔毛，老枝圆柱形，无毛。叶对生或轮生，近革质，卵形至卵状披针形，上面无毛至疏被短柔毛，下面无毛或密被柔毛；侧脉 8~12 对，脉腋常有毛窝；托叶常有一黑色腺体。头状花序顶生或腋生；萼裂片 4 枚，密被短柔毛；花冠白色，内面有短柔毛，裂口处常有 1 枚黑色腺体。
药用	根、叶、花序。
性味	性凉，味苦。
功能	根：清热解毒，止血生肌，散瘀止痛，祛痰止咳；叶：清热解毒，散瘀消肿；花序：清热利湿，收敛止泻。
主治	根：流行性感冒，咳嗽，上呼吸道感染，咽喉肿痛，肺炎，腮腺炎，乳腺炎，肝炎，睾丸炎，尿道感染，盆腔炎；外治跌打损伤，疖肿，骨折。

粗叶木

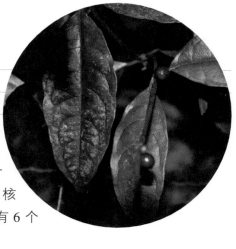

别名	白果鸡屎树。
科属	茜草科，粗叶木属。
学名	*Lasianthus chinensis* Benth.
识别特征	灌木。枝被褐色短柔毛。叶薄革质或厚纸质，通常为长圆形或长圆状披针形，叶柄及托叶被黄色茸毛。花常 3~5 朵簇生叶腋，花冠常白色，有时带紫色，被茸毛。核果近卵球形，成熟时蓝色或蓝黑色，常有 6 个分核。
药用	叶。
性味	性寒，味苦。
功能	清热除湿。
主治	瘀热与湿相搏所致的发热、目黄、皮肤黄、小便黄等黄疸病。

华南忍冬

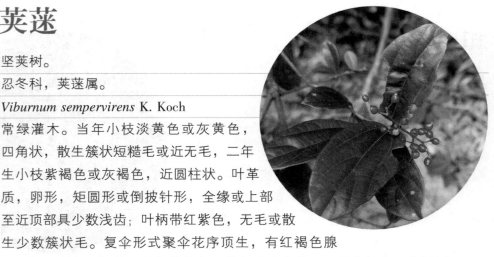

别名	水银花、毛柱金银花、土忍冬、黄鳝花、土花、山银花、左转藤、土银花、山金银花、大金银花、水忍冬。
科属	忍冬科，忍冬属。
学名	*Lonicera confusa*（Sweet）DC.
识别特征	半常绿藤本。叶纸质，卵形至卵状矩圆形，顶端尖或稍钝而具小短尖头，幼时两面有短糙毛，老时上面变无毛。花有香味，双花腋生或于小枝或侧生短枝顶集合成具 2~4 节的短总状花序，有明显的总苞叶；小苞片有缘毛；花冠白色，后变黄色，外面被展开的倒糙毛和长、短两种腺毛，内面有柔毛。果实黑色，椭圆形或近圆形。
药用	花蕾。
性味	性寒，味甘。
功能	清热解毒。
主治	温病发热，热毒血痢，痈肿疔疮，喉痹及多种感染性疾病。

常绿荚蒾

别名	坚荚树。
科属	忍冬科，荚蒾属。
学名	*Viburnum sempervirens* K. Koch
识别特征	常绿灌木。当年小枝淡黄色或灰黄色，四角状，散生簇状短糙毛或近无毛，二年生小枝紫褐色或灰褐色，近圆柱状。叶革质，卵形，矩圆形或倒披针形，全缘或上部至近顶部具少数浅齿；叶柄带红紫色，无毛或散生少数簇状毛。复伞形式聚伞花序顶生，有红褐色腺点；花冠白色，辐状，约与筒等长；雄蕊稍高出花冠。果实红色，卵圆形。
药用	根、茎。
性味	性寒，味苦。
功能	活血散瘀，续伤止痛。
主治	跌打损伤，瘀血肿痛。

败 酱

别名	苦苣菜、野芹、野黄花、将军草、麻鸡婆、山芝麻、苦菜、黄花苦菜、黄花龙牙、女郎花、苦益。
科属	败酱科，败酱属。
学名	*Patrinia scabiosifolia* Fisch. ex Trev.
识别特征	多年生草本。茎黄绿色至黄棕色，有时带淡紫色，下部常被脱落性倒生白色粗毛或几无毛，上部常近无毛或被倒生稍弯糙毛。聚伞花序组成大型伞房花序，顶生；花冠钟形，黄色，内具白色长柔毛。瘦果长圆形，具 3 棱。
药用	全株、根茎、根。
性味	性平，味苦。
功能	清热解毒，排脓破瘀。
主治	肠痈，下痢，赤白带下，产后瘀滞腹痛，目赤肿痛，痈肿疥癣。

黄花蒿

别名	香蒿。
科属	菊科，蒿属。
学名	*Artemisia annua* L.
识别特征	一年生草本。植株有浓烈的挥发性香气。茎有纵棱，幼时绿色，后变褐色或红褐色。叶纸质，茎下部叶宽卵形或三角状卵形，两面具细小脱落性的白色腺点及细小凹点，3~4 回栉齿状羽状深裂，叶柄基部有半抱茎的假托叶；中部叶 2~3、上部叶与苞片叶 1~2 均为回栉齿状羽状深裂。头状花序球形，在分枝上排成总状或复总状花序，在茎上组成圆锥花序；花冠外面有腺点，花柱伸出花冠外。
药用	全株。
性味	性寒，味辛、苦。
功能	清热解疟，祛风止痒。
主治	伤暑，疟疾，潮热，小儿惊风，热泻，恶疮疥癣。

白舌紫菀

别名	两广紫菀、白色紫菀、白舌紫苑。
科属	菊科，紫菀属。
学名	*Aster baccharoides*（Benth.）Steetz.
识别特征	木质草本或亚灌木。老枝灰褐色，有棱，下部叶枯落后留有尖卵圆形的腋芽。下部叶匙状长圆形，上部有疏齿，中部叶长圆形或长圆披针形，全缘或上部有小尖头状疏锯齿，上部叶渐小，近全缘，全部叶上面被短糙毛，下面被短毛或有腺点，或仅沿脉有粗毛。头状花序在枝端排列成圆锥伞房状，或在短枝单生，冠毛白色。瘦果狭长圆形，被密短毛。
药用	根状茎。
性味	性温，味苦。
功能	温肺止咳。
主治	痰多喘咳，新久咳嗽，劳嗽咳血。

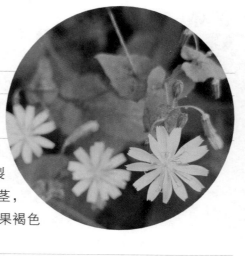

黄瓜假还阳参

别名	秋苦荬菜、黄瓜菜、羽裂黄瓜菜。
科属	菊科，黄瓜菜属。
学名	*Crepidiastrum denticulatum*（Houttuyn）Pak & Kawano
识别特征	一年生草本。茎全部或下部常紫红色。基生叶花期枯萎脱落，中下部茎叶羽状浅裂至深裂，有宽翼柄，柄基扩大圆耳状抱茎，头状花序在茎枝顶端，呈伞房花序状。瘦果褐色或黑色。
药用	全株。
性味	性温，味苦。
功能	健脾养胃，消肿化瘀。
主治	胃胀胃痛，肌肉挫伤，皮肤瘀肿。

鱼眼草

别名	三仙菜、星宿草、地胡椒、鼓丁草、翳子草、地细辛、小馒头草、蛆头草。
科属	菊科，鱼眼草属。
学名	*Dichrocephala auriculata*（Thunb.）Druce
识别特征	一年生草本。茎略带紫色，密被白色柔毛。叶互生，倒卵形或矩圆状椭圆形，长3.5~7厘米，宽1.2~2.4厘米，基部渐狭成耳形，边缘有不规则齿缺，在茎中部以下者，常成琴状羽裂，两面均被柔毛。头状花序排列成圆锥花序，异型，球状或半球状，花冠白色，圆锥形，先端2裂，中部为两性花，花冠绿黄色，钟状，先端4裂。瘦果扁平。
药用	全株。
性味	性寒，味苦。
功能	清热解毒，利湿，祛翳。
主治	疟疾、痢疾、腹泻、肝炎、白带、目翳、口疮、疮疡。

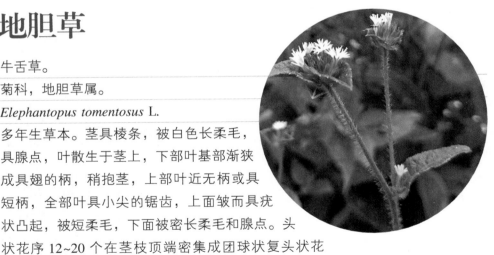

白花地胆草

别名	牛舌草。
科属	菊科，地胆草属。
学名	*Elephantopus tomentosus* L.
识别特征	多年生草本。茎具棱条，被白色长柔毛，具腺点，叶散生于茎上，下部叶基部渐狭成具翅的柄，稍抱茎，上部叶近无柄或具短柄，全部叶具小尖的锯齿，上面皱而具疣状凸起，被短柔毛，下面被密长柔毛和腺点。头状花序12~20个在茎枝顶端密集成团球状复头状花序，复头状花序基部有3个卵状心形的叶状苞片，花冠白色，漏斗状。瘦果长圆状线形。
药用	全株。
性味	性凉，味苦、辛。
功能	清热解毒，凉血利水。
主治	鼻衄、黄疸、淋症、脚气、水肿、痈肿、疔疮、蛇虫咬伤。

蒿子秆

别名	花环菊。
科属	菊科，茼蒿属。
学名	*Glebionis carinatum* Scbousb.
识别特征	一年生草本。基生叶花期枯萎。中下部茎叶长椭圆形或长椭圆状倒卵形，长 8~10 厘米，二回羽状分裂。头状花序单生茎顶或少数生茎枝顶端。舌状花瘦果有 3 条凸起的狭翅肋，肋间有 1~2 条明显的间肋。管状花瘦果有 1~2 条椭圆形凸起的肋，及不明显的间肋。
药用	嫩茎叶。
性味	性凉，味辛、甘。
功能	和脾胃，消痰饮，安心神。
主治	脾胃不和，二便不通，咳嗽痰多，烦热不安。

一枝黄花

别名	千斤癀、兴安一枝黄花。
科属	菊科，一枝黄花属。
学名	*Solidago decurrens* Lour.
识别特征	多年生草本。中部茎叶有具翅的柄，仅中部以上边缘有细齿或全缘，向上叶渐小，下部叶与中部茎叶同形，有翅柄。全部叶质地较厚，叶两面、沿脉及叶缘有短柔毛或下面无毛。头状花序较小，多数在茎上部排列成紧密或疏松的总状花序或伞房圆锥花序，少有排列成复头状花序的。瘦果无毛，极少有在顶端被稀疏柔毛的。
药用	全株。
性味	性凉，味辛、苦，有小毒。
功能	疏风清热，消肿解毒。
主治	感冒头痛，咽喉痛，黄疸，顿咳，小儿惊风，跌打损伤，痈疽发背，鹅掌风。

芳香万寿菊

别名	甜万寿菊、香叶万寿菊、莱蒙万寿菊。
科属	菊科,万寿菊属。
学名	*Tagetes lemmonii* A. Gray
识别特征	一年生草本。茎具纵细条棱。叶羽状分裂,裂片长椭圆形或披针形,具锐锯齿,上部叶裂片的齿端有长细芒,沿叶缘有少数腺体。头状花序单生,花序梗顶端棍棒状膨大,总苞顶端具齿尖,舌状花黄色或暗橙色,管状花花冠黄色。瘦果线形。
药用	花、根。
性味	性凉,味苦。
功能	花:清热解毒,化痰止咳;根:解毒消肿。
主治	上呼吸道感染,百日咳,支气管炎,眼角膜炎,咽炎,口腔炎,牙痛;外治腮腺炎,乳腺炎,痈疮肿毒。

茄叶斑鸠菊

别名	茄叶咸虾花、斑鸠木、咸虾花、大过山龙、斑鸠菊。
科属	菊科,铁鸠菊属。
学名	*Vernonia solanifolia* Benth.
识别特征	直立灌木或小乔木。枝被黄褐色或淡黄色密茸毛。叶具柄,卵形或卵状长圆形,多少不等侧,全缘,浅波状或具疏钝齿,侧脉7~9对。头状花序在茎枝顶端排列成具叶的复伞房花序,密被茸毛。瘦果4~5棱,稍扁压,无毛,冠毛淡黄色,2层,外层极短,内层糙毛状。
药用	全株。
性味	性凉,味甘、苦。
功能	凉血止血,润肺止咳。
主治	根:咽喉肿痛,肺结核咳嗽、咯血;叶:外治外伤出血。

露兜草

别名	长叶露兜草。
科属	露兜树科，露兜树属。
学名	*Pandanus austrosinensis* T. L. Wu
识别特征	多年生常绿草本。叶近革质，带状，先端渐尖成三棱形、具细齿的鞭状尾尖，边缘具向上的钩状锐刺，背面中脉隆起，疏生弯刺，除下部少数刺尖向下外，其余刺尖多向上，沿中脉两侧各有 1 条明显的纵向凹陷。花单性，雌雄异株，雄花序由若干穗状花序所组成。聚花果由多达 250 余个核果组成，核果倒圆锥状，5~6 棱，宿存柱头刺状，向上斜钩。
药用	根。
性味	性凉，味甘、淡。
功能	清热利尿，发汗止痛。
主治	感冒发热，尿道感染，肾炎水肿，结膜炎，肝炎，疝气痛。

金钱豹

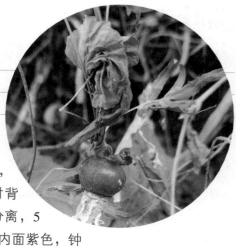

别名	土党参、野党参果、算盘果、土人参。
科属	桔梗科，金钱豹属。
学名	*Campanumoea javanica* Bl.
识别特征	草质缠绕藤本，具乳汁，具胡萝卜状根。叶对生，极少互生的，具长柄，叶片心形或心状卵形，边缘有浅锯齿，极少全缘的，长 3~11 厘米，宽 2~9 厘米，无毛或有时背面疏生长毛。花单生叶腋，花萼与子房分离，5 裂至近基部，花冠上位，白色或黄绿色，内面紫色，钟状，裂至中部。浆果黑紫色、紫红色，球状。
药用	根。
性味	性凉，味甘、淡。
功能	清肺，生津，降气，止咳，散瘀。
主治	痨伤咳血，虚劳内伤。

倒提壶

别名	蓝布裙。
科属	紫草科，琉璃草属。
学名	*Cynoglossum amabile* Stapf et Drumm.
识别特征	多年生草本。茎单一或数条丛生，密生贴伏短柔毛。基生叶具长柄，长圆状披针形或披针形，两面密生短柔毛，茎生叶长圆形或披针形，无柄，侧脉极明显。花序锐角分枝，集为圆锥状，花萼外面密生柔毛，花冠通常蓝色，稀白色。小坚果卵形，背面微凹，密生锚状刺，边缘锚状刺基部连合，成狭或宽的翅状边，腹面中部以上有三角形着生面。
药用	根及全株。
性味	性凉，味甘、苦。
功能	清热利湿，散瘀止血，止咳。
主治	疟疾，肝炎，痢疾，尿痛，白带，肺结核咳嗽；外治创伤出血，骨折，关节脱臼。

木本曼陀罗

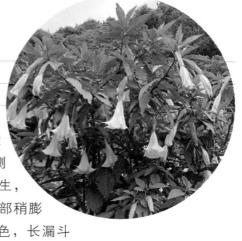

别名	木曼陀罗。
科属	茄科，曼陀罗属。
学名	*Datura arborea* L.
识别特征	小乔木。叶卵状披针形、矩圆形或卵形，基部不对称楔形或宽楔形，全缘、微波状或有不规则缺刻状齿，两面有微柔毛，侧脉每边 7~9 条；叶柄长 1~3 厘米。花单生，俯垂，花梗长 3~5 厘米；花萼筒状，中部稍膨胀，裂片长三角形；花冠白色，脉纹绿色，长漏斗状。浆果状蒴果。
药用	叶、花和种子。
性味	性温，味苦、辛，有毒。
功能	镇咳平喘，止痛拔脓。
主治	喘咳，痹痛，脚气，脱肛，痈疽疮疖。

白鹤藤

别名 一匹绸、女苑、绸缎木叶、白面水鸡、绸缎藤、银背藤、银背叶、白牡丹、白背叶、白背藤、白背绸、白鹤芋。

科属 旋花科，银背藤属。

学名 *Argyreia acuta* Lour.

识别特征 攀援灌木，小枝被银白色绢毛，老枝黄褐色，无毛。叶椭圆形或卵形，叶面无毛，背面密被银色绢毛，全缘，侧脉多至 8 对。聚伞花序腋生或顶生，总花梗被银色绢毛，有棱角或侧扁。果球形，红色，为增大的萼片包围，萼片凸起，内面红色。

药用 全藤。

性味 性凉，味苦、辛。

功能 化痰止咳，理血祛风。

主治 热咳，痰喘，吐血，跌打损伤，风湿痛，疮毒。

茑萝松

别名 茑萝、五角星花、羽叶茑萝、锦屏封、金丝线、绕龙花。

科属 旋花科，茑萝属。

学名 *Quamoclit pennata*（Desr.）Boj.

识别特征 一年生柔弱缠绕草本，无毛。叶卵形或长圆形，羽状深裂至中脉，具 10~18 对线形至丝状的平展细裂片；裂片先端锐尖；叶柄长 8~40 毫米，基部常具假托叶。花序腋生，由少数花组成聚伞花序；总花梗大多超过叶，花柄较花萼长，在果时增厚成棒状；萼片绿色，稍不等长；花冠高脚碟状，深红色。蒴果卵形，4 瓣裂，隔膜宿存，透明。

药用 全株或根。

性味 性凉，味淡。

功能 清热消肿。

主治 耳疔，痔瘘等症。

水苦荬

别名	水菠菜、水莴苣、芒种草。
科属	玄参科，婆婆纳属。
学名	*Veronica undulata* Wall.
识别特征	一年或二年生草本，全体无毛，或于花柄及苞片上稍有细小腺状毛。茎富肉质，中空。叶对生，长圆状披针形或长圆状卵圆形，全缘或具波状齿，基部呈耳郭状微抱茎上，无柄。总状花序腋生；花冠淡紫色或白色，具淡紫色的线条。蒴果近圆形，先端微凹，长度略大于宽度，常有小虫寄生，寄生后果实常膨大成圆球形。
药用	带虫瘿果的全株。
性味	性凉，味苦。
功能	清热解毒，活血止血。
主治	感冒，咽痛，劳伤咯血，痢疾，血淋，月经不调，疮肿，跌打损伤。

大叶石上莲

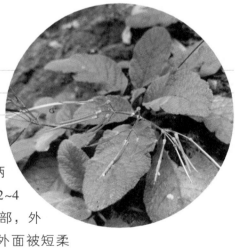

别名	土归身、马铃苣苔、石莲。
科属	苦苣苔科，马铃苣苔属。
学名	*Oreocharis benthamii* Clarke
识别特征	多年生草本。叶片椭圆形或卵状椭圆形，顶具小锯齿或全缘，上面密被短柔毛，下面密被褐色绵毛，侧脉每边 6~8 条；叶柄密被褐色绵毛。聚伞花序 2~3 次分枝，2~4 条，每花序具 8~11 朵花。花萼 5 裂至基部，外面被绢状绵毛。花冠细筒状，淡紫色，外面被短柔毛。蒴果线形或线状长圆形，顶端具短尖，外面无毛。
药用	全株。
性味	性凉，味酸。
功能	化痰止咳，消肿止痛。
主治	咳嗽，跌打损伤，刀伤出血。

芝 麻

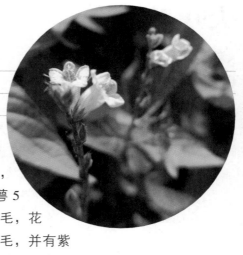

别名	油麻、脂麻、胡麻。
科属	胡麻科，芝麻属。
学名	*Sesamum indicum* L.
识别特征	一年生直立草本。茎中空或具有白色髓部，叶微有毛。叶子呈矩圆形或卵形，下部叶常掌状 3 裂，中部叶有齿缺，上部叶近全缘；叶柄长 1~5 厘米。花单生或 2~3 朵同生于叶腋内。花冠长 2.5~3 厘米，筒状，白色而常有紫红色或黄色的彩晕。蒴果矩圆形，有纵棱，被毛，分裂至中部或基部。
药用	种子。
性味	性平，味甘。
功能	补肝肾，益精血，润肠燥，通乳。
主治	身体虚弱，头晕耳鸣，高血压，高血脂，咳嗽，头发早白，贫血萎黄，津液不足，大便燥结，乳少，尿血等症。

宽叶十万错

别名	赤道樱草、恒河十万错。
科属	爵床科，十万错属。
学名	*Asystasia gangetica* (L.) T. Anders.
识别特征	多年生草本。叶椭圆形，几全缘，两面稀疏被短毛，上面钟乳体点状，总状花序顶生，花序轴 4 棱，棱上被毛，较明显，花偏向一侧。苞片对生，小苞片 2，花萼 5 深裂，仅基部结合。花冠短，外面被疏柔毛，花冠管基部圆柱状，中裂片褶襞密被白色柔毛，并有紫红色斑点，花药紫色，背着。蒴果长 3 厘米，不育部分长 15 毫米。
药用	全株。
性味	性凉，味淡。
功能	续伤接骨，解毒止痛，凉血止血。
主治	跌扑骨折，瘀阻肿痛，痈疮肿毒，毒蛇咬伤，创伤出血。

曲枝假蓝

别名	蓝靛。
科属	爵床科，假蓝属。
学名	*Pteroptychia dalziellii*（W. W. Sm.）H. S. Lo
识别特征	多年生草本。茎"之"字状弯拐，常互生，相对一侧有腋生花序，不等叶极明显。叶对生，叶柄短或上部的叶近无柄，叶片卵形至卵状披针形，边缘锯齿，侧脉每边约5条。穗状花序顶生和腋生，常"之"字状曲折，花冠圆筒状，淡紫色或白色，外面被倒生柔毛。蒴果线状长圆形，两侧压扁。
药用	全株。
性味	性寒，味苦。
功能	清热解毒，利湿。
主治	湿热痢疾，小便淋涩，疟腮，咽喉肿痛，毒蛇咬伤。

爵　床

别名	白花爵床、孩儿草、密毛爵床。
科属	爵床科，爵床属。
学名	*Rostellularia procumbens*（L.）Nees
识别特征	草本，茎通常有短硬毛。叶椭圆形至椭圆状长圆形，两面常被短硬毛，叶柄短，长3~5毫米，被短硬毛。穗状花序顶生或生上部叶腋，小苞片2，均披针形，有缘毛，花萼裂片4，线形，约与苞片等长，有膜质边缘和缘毛，花冠粉红色，2唇形，下唇3浅裂。蒴果长约5毫米。
药用	全株。
性味	性寒，味微苦。
功能	清热解毒，利尿消肿，截疟。
主治	感冒发热，疟疾，咽喉肿痛，小儿疳积，痢疾，肠炎，肾炎水肿，泌尿系统感染，乳糜尿；外治痈疮疖肿，跌打损伤。

杜虹花

别名	老蟹眼、粗糠仔。
科属	马鞭草科，紫珠属。
学名	*Callicarpa formosana* Rolfe
识别特征	灌木。小枝、叶柄和花序均密被灰黄色星状毛和分枝毛。叶片卵状椭圆形或椭圆形，有细锯齿，表面被短硬毛，稍粗糙，背面被灰黄色星状毛和细小黄色腺点，侧脉 8~12 对，主脉、侧脉和网脉在背面隆起。聚伞花序，花冠紫色或淡紫色，无毛，裂片钝圆，雄蕊长约 5 毫米，花药椭圆形，药室纵裂，子房无毛。果实近球形，紫色，径约 2 毫米。
药用	根、叶。
性味	性凉，味苦、涩。
功能	收敛止血，解毒疗疮。
主治	内出血症，外伤出血，烧伤，痈疮肿毒。

枇杷叶紫珠

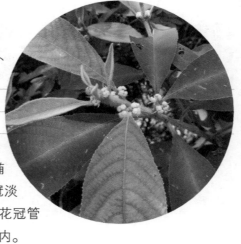

别名	山枇杷、野枇杷、长叶紫珠、劳来氏紫珠、黄毛紫珠。
科属	马鞭草科，紫珠属。
学名	*Callicarpa kochiana* Makino
识别特征	灌木。小枝、叶柄与花序密生黄褐色分枝茸毛。叶片长椭圆形、卵状椭圆形或长椭圆状披针形。聚伞花序 3~5 次分歧。花冠淡红色或紫红色，裂片密被茸毛，雄蕊伸出花冠管外。果实圆球形，全部包藏于宿存的花萼内。
药用	根、叶。
性味	性平，味苦。
功能	活血，止血，除热，解毒。
主治	吐血，咳血，衄血，便血，崩漏，创伤出血，痈疽肿毒，喉痹，风湿性关节炎，月经不调，烧伤等症。

灰毛大青

别名 毛赪桐、人瘦木、狮子球、六灯笼、粘毛贞桐、灰毛臭茉莉、毛贞桐、大花灯笼。

科属 马鞭草科,大青属。

学名 *Clerodendrum canescens* Wall. ex Walp.

识别特征 灌木。叶片心形或宽卵形,两面都有柔毛,脉上密被灰褐色平展柔毛。聚伞花序密集成头状生于枝顶,花萼由绿色变红色,钟状,有5棱角,有少数腺点,花冠白色或淡红色,外有腺毛或柔毛,雄蕊与花柱均伸出花冠外。核果近球形,绿色,成熟时深蓝色或黑色,藏于红色增大的宿萼内。

药用 全株。

性味 性凉,味甘、淡。

功能 清热解毒,凉血止血。

主治 感冒发热,赤白痢疾,疮疡;外治毒疮,风湿病等症;亦可用于预防高血压。

苦郎树

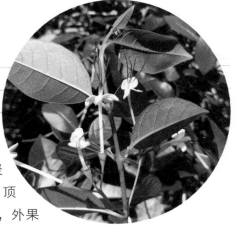

别名 海常山、许树、苦蓝盘、假茉莉。

科属 马鞭草科,大青属。

学名 *Clerodendrum inerme* (L.) Gaertn.

识别特征 攀援状灌木。根、茎、叶有苦味;幼枝四棱形,黄灰色,被短柔毛。叶对生,薄革质,卵形、椭圆形或披针形,全缘,聚伞花序生于叶腋或枝顶叶腋,花冠白色,顶端5裂,内面密生绢状柔毛。核果倒卵形,外果皮黄灰色,花萼宿存。

药用 根。

性味 性寒,味苦,有小毒。

功能 清热解毒,祛风除湿,散瘀活络。

主治 风湿性关节炎,腰腿痛,坐骨神经痛,胃痛,感冒发热,疟疾,肝炎,肝脾肿大;外治皮肤湿疹,跌打肿痛,外伤出血。

山牡荆

别名	薄姜木、乌甜、莺歌。
科属	马鞭草科，牡荆属。
学名	*Vitex quinata*（Lour.）F. N. Williams
识别特征	常绿乔木，树皮灰褐色至深褐色，小枝四棱形，有微柔毛和腺点，老枝渐转为圆柱形。掌状复叶，对生，有 3~5 小叶，小叶片倒卵形至倒卵状椭圆形，顶端渐尖至短尾状，全缘，聚伞花序排成顶生圆锥花序式，密被棕黄色微柔毛，花冠淡黄色。核果，宿萼呈圆盘状。
药用	根茎，枝叶。
性味	性平，味淡。
功能	止咳定喘，镇静退热。
主治	急慢性气管炎，支气管炎，喘咳，气促，小儿发热，烦躁不安。

藿　香

别名	芭蒿、兜娄婆香、排香草、青茎薄荷、水麻叶、紫苏草。
科属	唇形科，藿香属。
学名	*Agastache rugosa*（Fisch. et Mey.）O. Ktze.
识别特征	多年生草本。茎四棱形，上部具能育分枝，被极短细毛，下部无毛。叶向上渐小，边缘具粗齿，纸质，上面橄榄绿色，近无毛，下面略淡，被微柔毛及点状腺体。轮伞花序组成顶生密集的圆筒形穗状花序，花冠淡紫蓝色，外被微柔毛。成熟小坚果卵状长圆形，腹面具棱，先端具短硬毛，褐色。
药用	干燥地上部分。
性味	性温，味辛。
功能	化湿醒脾，辟秽和中，解暑，发表。
主治	湿阻脾胃，脘腹胀满，湿温初起，呕吐，泄泻，暑湿，发热恶寒，胸脘满闷等症。

罗 勒

别名	蒿黑、省头草、兰香、香草、九层塔、小叶薄荷、鸭香、光明子、薄荷树、鱼香、茹香、千层塔。
科属	唇形科，罗勒属。
学名	*Ocimum basilicum* L.
识别特征	一年生草本。茎钝四棱形，上部微具槽，被倒向微柔毛，绿色，常有红色。叶边缘具不规则牙齿或近于全缘，下面具腺点，侧脉 3~4 对，叶柄被微柔毛。总状花序顶生，花冠淡紫色，或上唇白色、下唇紫红色。
药用	全株。
性味	性温，味辛、甘。
功能	疏风解表，化湿和中，行气活血，解毒消肿。
主治	感冒头痛，发热咳嗽，中暑，食积不化，不思饮食，脘腹胀满疼痛，呕吐泻痢。

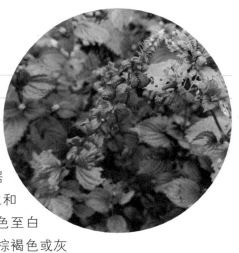

紫 苏

别名	野藿麻、水升麻、大紫苏。
科属	唇形科，紫苏属。
学名	*Perilla frutescens*（L.）Britt.
识别特征	一年生直立草本。紫苏有特异芳香。茎四棱形，紫色、绿紫色或绿色，有长柔毛。单叶对生，宽卵形或圆卵形，具粗锯齿，两面紫色，轮伞花序 2 花，组成顶生和腋生的假总状花序，花冠紫红色成粉红色至白色，2 唇形，上唇微凹。小坚果近球形，棕褐色或灰白色。
药用	茎、叶及籽实。
性味	性温，味辛。
功能	发表散寒，理气和中，行气安胎，解鱼蟹毒。
主治	外感风寒，头痛鼻塞，咳嗽，呕吐，鱼蟹毒。

日本薯蓣

别名	野山药、千担苕、土淮山、风车子、野白菇、千斤拔、山蝴蝶。
科属	薯蓣科，薯蓣属。
学名	*Dioscorea japonica* Thunb.
识别特征	缠绕藤本。块茎圆柱形，垂直生长，直径3厘米左右，表面棕黄色，断面白色。单叶互生，叶腋间常生有大小不等、各种形状的珠芽，中部以上叶对生，长5~10厘米，宽2~5厘米，两面无毛。雄花序穗状，直立，1~4个腋生，花被片圆形或椭圆形，雌花序穗状下垂，长8~12厘米。蒴果肾形，不反曲，有3翅，翅长和宽近相等。
药用	块、根。
性味	性平，味甘。
功能	健脾补肺，益胃补肾，固肾益精，助五脏，强筋骨。
主治	脾胃亏损，气虚衰弱，消化不良，慢性腹泻，遗精，遗尿等症。

紫竹梅

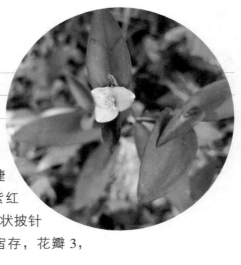

别名	紫鸭跖草、紫竹兰、紫锦草。
科属	鸭跖草科，紫露草属。
学名	*Tradescantia pallida* (Rose) D. R. Hunt
识别特征	多年生披散草本。茎带肉质，紫红色。叶互生，长6~13厘米，宽6~10毫米，全缘，基部抱茎而成鞘，鞘口有白色长睫毛，上面暗绿色，边缘绿紫色，下面紫红色。花密生在二叉状的花序柄上，下具线状披针形苞片，长约7厘米，萼片3，绿色，宿存，花瓣3，蓝紫色。蒴果椭圆形，有3条隆起棱线。
药用	全株。
性味	性凉，味淡、甘。
功能	解毒，散结，利尿，活血。
主治	痈疮肿毒，瘰疬结核，毒蛇咬伤，淋症，跌打损伤。

华山姜

别名	箭杆风、廉姜。
科属	姜科，山姜属。
学名	*Alpinia chinensis*（Retz.）Rosc.
识别特征	多年生草本。叶长 20~30 厘米，宽 3~10 厘米，顶端渐尖或尾状渐尖，基部渐狭，两面均无毛，叶柄长约 5 毫米，叶舌 2 裂，具缘毛。花组成狭圆锥花序，长 15~30 厘米，其上有花 2~4 朵，花白色，萼管状，顶端具 3 齿，花冠管略超出，花冠裂片长圆形。果球形，直径 5~8 毫米。
药用	根状茎。
性味	性温，味辛。
功能	健胃散寒，平喘止痛。
主治	胃痛，风寒咳喘，风湿关节痛，月经不调，跌打损伤。

宝铎草

别名	单花宝铎草。
科属	百合科，万寿竹属。
学名	*Disporum sessile* D. Don
识别特征	多年生直立草本。茎上部具叉状分枝。叶薄纸质至纸质，矩圆形、卵形、椭圆形至披针形，长 4~15 厘米，宽 1.5~5（-9）厘米，下面色浅，脉上和边缘有乳头状凸起，具横脉，有短柄或近无柄。花黄色、绿黄色或白色，1~3（-5）朵着生于分枝顶端。浆果椭圆形或球形，直径约 1 厘米，具 3 颗种子。
药用	根状茎。
性味	性凉，味苦。
功能	清热解毒，止咳。
主治	风热感冒，咳嗽，百日咳，痢疾，腮腺炎，乳痈，疖肿，牙痛，口腔炎，目赤肿痛。

鸭舌草

别名	薢草、薢荣、接水葱、鸭儿嘴、水锦葵。
科属	雨久花科，雨久花属。
学名	*Monochoria vaginalis*（Burm. f.）C. Presl
识别特征	水生草本。全株光滑无毛。叶基生和茎生，叶片形状和大小变化较大，由心状宽卵形、长卵形至披针形，全缘，具弧状脉，叶柄基部扩大成开裂的鞘，鞘长 2~4 厘米，顶端有舌状体。总状花序从叶柄中部抽出，该处叶柄扩大成鞘状。
药用	全株。
性味	性凉，味苦。
功能	清热，凉血，利尿，解毒。
主治	感冒高热，肺热咳喘，百日咳，咳血，吐血，崩漏，尿血，热淋，痢疾。

滴水珠

别名	独龙珠、一粒珠、天灵芋、独叶一枝花。
科属	天南星科，半夏属。
学名	*Pinellia cordata*
识别特征	多年生草本。块茎球形、卵球形至长圆形，表面密生多数须根。叶 1 片，叶柄长 12~25 厘米，常紫色或绿色具紫斑，下部及顶头各有珠芽 1 枚。佛焰苞绿色，淡黄带紫色或青紫色。肉穗花序，附属器青绿色，渐狭为线形，略呈"之"字形上升。
药用	全株。
性味	性温，味辛，有小毒。
功能	解毒止痛，散结消肿。
主治	毒蛇咬伤，胃痛，腰痛，漆疮，过敏性皮炎；外治痈疮肿毒，跌打损伤，颈淋巴结结核，乳腺炎，深部脓肿。

石柑子

别名 藤桔、铁板草、猛药、关刀草、石柑儿。

科属 天南星科，石柑属。

学名 *Pothos chinensis*（Raf.）Merr.

识别特征 附生藤本。茎亚木质，淡褐色，具纵条纹，节间长 1~4 厘米，节上常束生长气生根；分枝，枝下部常具鳞叶 1 枚，线形。叶片纸质，鲜时表面深绿色，背面淡绿色，常有芒状尖头；叶柄倒卵状长圆形或楔形，约为叶片大小的 1/6。花序腋生，基部具苞片 4~5（–6）枚。浆果黄绿色至红色，卵形或长圆形，长约 1 厘米。

药用 全株。

性味 性平，味辛、淡。

功能 祛风除湿，活血散瘀，消积，止咳。

主治 风湿痹痛，跌打损伤，骨折，小儿疳积，咳嗽，中耳炎，鼻窦炎，晚期血吸虫病肝脾大。

石 竹

别名 长萼石竹、丝叶石竹。

科属 石竹科，石竹属。

学名 *Dianthus chinensis* L.

识别特征 多年生草本，带粉绿色。叶片线状披针形，全缘或有细小齿，中脉较显。花单生枝端或数花集成聚伞花序，苞片卵形，长达花萼 1/2 以上，边缘膜质，有缘毛，花瓣长 15~18 毫米，瓣片倒卵状三角形，紫红色、粉红色、鲜红色或白色，花药蓝色，花柱线形。蒴果圆筒形。

药用 全株或根。

性味 性寒，味苦。

功能 利尿通淋，破血通经。

主治 尿道感染，热淋，尿血，妇女经闭，疮毒，湿疹。

美花石斛

别名	粉花石斛。
科属	兰科，石斛属。
学名	*Dendrobium loddigesii* Rolfe

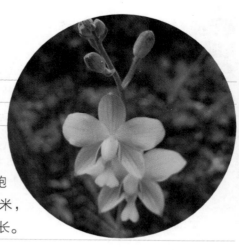

识别特征	多年生草本。叶纸质，二列，互生于整个茎上，舌形，长圆状披针形或稍斜长圆形，先端锐尖而稍钩转。花白色或紫红色，每束 1~2 朵侧生于具叶的老茎上部，花瓣椭圆形，与中萼片等长，具 3~5 条脉，唇瓣近圆形，上面中央金黄色，周边淡紫红色，稍凹，边缘具短流苏，两面密布短柔毛，蕊柱正面两侧具红色条纹。
药用	全株。
性味	性微寒，味甘。
功能	益胃生津，滋阴清热。
主治	阴伤津亏，口干烦渴，食少干呕，病后虚热，目睹不明。

苞舌兰

别名	兰草。
科属	兰科，苞舌兰属。
学名	*Spathoglottis pubescens* Lindl.
识别特征	多年生草本。顶生 1~3 枚叶，叶带状或狭披针形，两面无毛。花葶纤细或粗壮，长达 50 厘米，密布柔毛，下部被数枚紧抱于花序柄的筒状鞘，总状花序长 2~9 厘米，疏生 2~8 朵花，花瓣宽长圆形，与萼片等长。
药用	假鳞茎。
性味	性凉，味苦、甘。
功能	清热，补肺，止咳，生肌，敛疮。
主治	肺热咳嗽，咯痰不利，肺结核咯血，疮痈溃烂，跌打损伤。